中医经典必读丛书

田思胜◎总主编

清·黄元御◎著

张亚萌　田　虎　田思胜◎校注

素灵微蕴

校注版

U0206405

中国健康传媒集团

中国医药科技出版社

内容提要

《素灵微蕴》共计 4 卷。清代黄元御撰，为作者研究《内经》的心得。前 2 卷论述病因、病理、治法，按胎化、脏象、经脉、营卫、脏候、五色、五声、问法、诊法、医方十解论述。后 2 卷论 16 种病证，结合病案以分析病因、病机及各种兼症、变症之由来。治方只列方名，不详药味。本次整理选择精善本，精勘细校，并对文中疑难字句进行释义。本书适合中医工作者、中医爱好者参考阅读。

图书在版编目（CIP）数据

素灵微蕴：校注版/（清）黄元御著；张亚萌，田虎，田思胜校注 . —北京：中国医药科技出版社，2024.6

（中医经典必读丛书/田思胜主编）

ISBN 978 - 7 - 5214 - 4639 - 5

Ⅰ. ①素…　Ⅱ. ①黄…　②张…　③田…　④田…　Ⅲ. ①医经 - 中国 - 清代　Ⅳ. ①R22

中国国家版本馆 CIP 数据核字（2024）第 095843 号

美术编辑　陈君杞
版式设计　南博文化

出版　**中国健康传媒集团** | 中国医药科技出版社
地址　北京市海淀区文慧园北路甲 22 号
邮编　100082
电话　发行：010 - 62227427　邮购：010 - 62236938
网址　www. cmstp. com
规格　880 × 1230mm $\frac{1}{32}$
印张　3 $\frac{7}{8}$
字数　92 千字
版次　2024 年 6 月第 1 版
印次　2024 年 6 月第 1 次印刷
印刷　大厂回族自治县彩虹印刷有限公司
经销　全国各地新华书店
书号　ISBN 978 - 7 - 5214 - 4639 - 5
定价　15.00 元

获取新书信息、投稿、为图书纠错，请扫码联系我们。

校注说明

《素灵微蕴》成书于1740年，订正于1754年。全书分为4卷26篇。作者黄元御，名玉路，字元御，一字坤载，号研农，别号玉楸子。生于公元1705年，卒于1758年，清代平度州昌邑县（今山东昌邑市）人。清代著名医学家，尊经派的代表人物，乾隆皇帝的御医，乾隆皇帝亲书"妙悟岐黄"褒奖其学识，亲书"仁道药济"概况其一生。他继承和发展了博大精深的祖国医学理论，对后世医家影响深远，被誉为"黄药师"、"一代宗师"。

黄元御出身于书香门第，自幼深受家学影响。少年时，习举子业，遍览经史著作。因用功过勤，突患眼疾，因庸医误治，左目完全失明。科举时代，五官不正，不准入仕，遭此劫难，黄元御的仕进之路被彻底断送。在哀痛之余，当地名医、好友刘太吉劝他学医，他发愤立志"生不为名相济世，亦当为名医济人"，走上了弃儒从医的道路。黄元御凭着深厚的文化功底，又得到刘太吉认真传授，苦读历代中医典籍，数年奋斗，开始悬壶济世。在行医过程中他又不断总结经验，医术精进，医名大盛，时人将之与诸城名医臧枚吉并称"南臧北黄"。

黄元御的著作，已知有十四种，医籍十一种，包括《伤寒悬解》《金匮悬解》《四圣悬枢》《四圣心源》《长沙药解》《伤寒说义》《素灵微蕴》《玉楸药解》《素问悬解》《灵枢悬解》《难经悬解》，另外尚有《周易悬象》《道德经悬解》《玉楸子堂稿》等非医学著作三种。

《素灵微蕴》是黄元御研习《内经》微蕴，应用于临床的心得体会，并附有医案医话以为佐证。张琦称该书"若网在纲，有条不紊。"

《素灵微蕴》刻本有道光十年庚寅（公元 1830 年）阳湖张琦宛邻书屋刻本，咸丰十一年辛酉长沙徐树铭燮和精舍刻本，同治七年戊辰江夏彭器之成都刻本，同治八年己巳长沙黄济重庆刻本，光绪二十年甲午上海图书集成印书局排印本，公元 1934 年上海锦章书局石印本等。

此次点校以道光十年庚寅（公元 1830 年）阳湖张琦宛邻书屋刻本为底本，以咸丰十一年辛酉长沙徐树铭燮和精舍刻本为主校本。

校勘的具体情况如下：

1. 书为竖排繁体，现改为横排简体。异体字、古体字、通假字等均改为现行通用简化字，不出校。原本因竖排所用"右"字，现因改为横排，全改为"上"字，不出校。

2. 书目录与正文不一致处，互相补正，或据本书体例补正增删，出校。对底本中明显的错字，径改，不出校。

3. 对底本中明确是错讹、脱漏、衍文、倒置处，予以校正，并出校记。

4. 对底本与校本互异，若难以判断是非或两义皆通者，则不改原文，而出校记并存，或酌情表示有倾向性意见；若属一般性虚词而无损文义者，或底本无误而显系校本讹误者，一般不予处理。若底本与校本虽同，但原文却有误者，予以勘正，并出校说明理由；若怀疑有误而不能肯定者，不改原文，只在校注中说明。

5. 对一些已己不分、日曰混用的字，均予以校正，不出校记。

6. 对较为生僻的字词、典故等适当出注。

由于水平所限，不当之处，难以避免，敬请指正。

校注者

2024 年 3 月 30 日

素灵微蕴序

《素灵微蕴》四卷，昌邑黄坤载先生所著也。抉天人之奥赜，演阴阳之宰运，阐上圣之微言，扫下士之瞽说。法必轨理，病无遁情，大而不侈，细而不越，味别绳淄，气通葭管，以兹况彼，精识略同。美矣！善矣！蔑以加矣。

医学蒙昧，于今为甚，脏腑喜恶，阴阳逆顺，罔或措意，诊病则不审其原，处方则不察其变，若乃奇偶佐使之宜，气味制化之理，益懵如也。俗学谬妄，广设方论，伐阳滋阴，数十百年，不可譬晓，以人试药，南北立同，天人寿命，良可悼叹。

得先生此书，绎其义，通其法，其于治也，庶有瘳乎。

道光九年冬十一月阳湖张琦

目　录

| 素灵微蕴卷四 |

素灵微蕴卷一

胎化解

两精相抟，合而成形，未形之先，爰有祖气，人以气化而不以精化也。精如果中之仁，气如仁中之生意，仁得土气，生意为芽，芽生而仁腐，故精不能生，所以生人者，精中之气也。

天地之理，动极则静，静极则动，静则阴生，动则阳化，阴生则降，阳化则升。《关尹子》：无有升而不降，无有降而不升。降者为水，升者为火。《河图》之数：天一生水，地六成之。此阳之动极而静，一阴生于午也，阴盛则下沉九地而为水，而其生水之根，则在于天。地二生火，天七成之。此阴之静极而动，一阳生于子也，阳盛则上浮九天而为火，而其生火之根，则在于地。天三生木，地八成之。阳自地生，未浮于天而为火，先升于左而为木，得乎天者亲上，阳动而左升，故曰天生。地四生金，天九成之。阴自天生，未沉于地而为水，先降于右而为金，得乎地者亲下，阴静而右降，故曰地生。

凡物先生而后成，故以初气生而终气成。天与地旋，相生成者，独阳不能生，独阴不能成也。

知天道则知人道矣，男子应坎，外阴而内阳，女子象离，外阳而内阴。男以坎交，女以离应。离中之阴，是为丁火，坎中之阳，是为壬水。阳奇而施，阴偶而承，丁壬妙合，凝蹇而成。阴阳未判，是谓祖气。气含阴阳，则有清浊。清者浮轻而善动，浊者沉重而善静。动静之交，是曰中皇。中皇运转，阳中之阴。沉静而降，阴中之阳，浮动而升。升则成火，降则成水。水旺则精凝，火旺则神发。火位于南，水位于北。阳之升也，自东而南，在东为木。阳之在东，神未发也，而神之阳魂已具。魂藏于血，升则化神。阴之降也，自西而北，在西为金。阴之在西，精未凝也，而精之阴魄已成。魄藏于气，降而生精。升降之间，黄庭四运，土中之意在焉，是曰五神。五神既化，爰生五气，以为外卫，产五精，以为内守，结五脏，以为宫城，开五官，以为门户。肾以藏精，开窍于耳，生骨而荣发。

心以藏神，开窍于舌，生脉而荣色。

肝以藏魂，开窍于目，生筋而荣爪。

肺以藏魄，开窍于鼻，生皮而荣毛。

脾以藏意，开窍于口，生肉而荣唇。

气以煦之，血以濡之，日迁月化，潜滋默长，形完气足，十月而生，乃成为人。

其或男或女者，水火感应先后之不齐也。壬水先来，丁火后至，则阳包阴而为女，丁火先来，壬水后至，则阴包阳而为男。《易》谓乾道成男，坤道成女者，以坤体而得乾爻则成男，以乾体而得坤爻则成女，非秉父气则为男，秉母气则为女也。

生理皆同，而情状殊绝者，气秉之不均也。《灵枢·通天》分言五态之人：太阴之人，秉水气也，太阳之人，秉火气也，少阴之人，秉金气也，少阳之人，秉木气也，阴阳和平之人，秉土气也。阴阳二十五人，备言五形之人，是秉五气之全者。一气又分左右，左右又分上下，五行各五，是为二十五人。生人之大凡也。

五行异气，情貌爰别，而人之受气，又有偏完偏实之不一，清浊厚薄之迥异，因而性质运命，高下霄壤。推其原始，总由祖气而分。祖气不同，故精神异其昏明，气血殊其滑涩，五脏五官，以及筋脉骨肉，皮毛爪发，胥有美恶之辨，灵蠢寿夭，富贵贫贱，于此悬别，所谓命禀于生初也。人与天地同气，秉赋既异，乃与天运之否泰，无心而合，此气化自然之妙也。

祖气秉于先天，冲漠无形，其通塞从违，显而可见者，后天之气也。凡气数之乖蹇，虽机兆未形，而其精神渷越，见之梦寐，气血郁浊，蒸为蚁虱虫虮，甚至色已明征，神且先告，第昧者不知耳。及其否极病生，疾痛切身，然后能觉，此愚夫之恒情也。《太素》以脉而谈禄命，深有至理，而拘士非之，以为穷通身外之事，与血气无关，智浅鲜矣。叔皮之论王命，萧远之论运命，及孝标辨命之作，皆言天运而不言人理，则亦知其略而未睹其原也。

脏象解

太真剖判，离而为两，各有专精，是名阴阳。清阳升天，浊阴归地，升天成象，降地成形，清则气化，浊则质生。《素问·阴阳应象论》：在天为玄，是地为化，玄生五神，化生五味。神在天为风，在地为木，在天为热，在地为火，在天为湿，在地为土，在天为燥，在地为金，在天为寒，在地为水。五气分治，是为五行。

人与天地相参也，感五行之气，而生脏腑焉。五脏者，肝、心、脾、肺、肾也，六腑者，胆、胃、大肠、小肠、三焦、膀胱也。脏五而腑六，《灵枢·胀论》：膻中者，心主之宫城也，是为心包，合为六脏。脏为阴，腑为阳，阴阳相合，则为表里。肝者，将军之官，谋虑出焉，肝合胆，胆者，中正之腑，木也。心者，君主之官，神明出焉，心合小肠，小肠者，受盛之腑，火也。

脾者，仓廪之官，五味出焉，脾合胃，胃者，五谷之腑，土也。肺者，相傅之官，治节出焉，肺合大肠，大肠者，传道之腑，金也。肾者，作强之官，伎巧出焉，肾合膀胱，膀胱者，津液之腑，水也。膻中者，臣使之官，喜乐出焉，膻中合三焦，三焦者，决渎之腑，相火也。三焦亦合于肾，而别为孤腑，以三焦水道所出，肾为水脏，故并领之。《灵枢·本输》：少阳属肾，肾上连肺，故将两脏。三焦者，中渎之腑也，水道出焉，属膀胱，是孤之腑也。

肝位于东，其气风，其志怒，其音角，其液泣，其声呼，其色青，其臭臊，其味酸。

心位于南，其气热，其志喜，其音徵，其液汗，其声笑，其色赤，其臭焦，其味苦。

脾位于中，其气湿，其志思，其音宫，其液涎，其声歌，其色黄，其臭香，其味甘。

肺位于西，其气燥，其志悲，其音商，其液涕，其声哭，其色白，其臭腥，其味辛。

肾位于北，其气寒，其志恐，其音羽，其液唾，其声呻，其色黑，其臭腐，其味咸。

四十九难：肝主色，自入为青，入心为赤，入脾为黄，入肺为白，入肾为黑。心主臭，自入为焦，入脾为香，入肺为腥，入肾为腐，入肝为臊。脾主味，自入为甘，入肺为辛，入肾为咸，入肝为酸，入心为苦。肺主声，自入为哭，入肾为呻，入肝为呼，入心为笑，入脾为歌。肾主液，自入为唾，入肝为泣，入心为汗，入脾为涎，入肺为涕。《关尹子》：木茂故华为五色，火飞故达为五臭，土和故滋为五味，金坚故实为五声，水潜故蕴为五精也。

肝气司生，其时应春，其性为暄，其化为荣，其政为散，其令宣发，其变摧拉，其合筋，其荣爪也。心气司长，其时应夏，其性为暑，其化为茂，其政为明，其令郁蒸，其变炎铄，其合脉，其荣色也。脾气司化，其时应长夏，其性静兼，其化为盈，其政为谧，其令云雨，其变动注，其合肉，其荣唇也。肺气司收，其时应秋，其性为凉，其化为敛，其政为劲，其令雾露，其变肃杀，其合皮，其荣毛也。肾气司藏，其时应冬，其性为凛，其化为肃，其政为静，其令闭塞，其变凝烈，其合骨，其荣发也。

五脏者，所以藏精神魂魄者也。《灵枢·本神》：肝藏血，血舍魂，心藏脉，脉舍神，脾藏营，营舍意，肺藏气，气舍魄，肾藏精，精舍志。五脏皆有神而藏之于心，五脏皆有精而藏之于肾。神为阳而精为阴，土居阴阳之交，魂者自阴而之阳，阳盛则生神，魄者自阳而之阴，阴盛则生精。血，阴也，而其中有阳，得木气之散，则阳升而气化。气，阳也，而其中有阴，得金气之收，则阴降而质结。盖阴浊而有质，阳清则有气。将结此质而质之魄先生，将化此气而气之魂先见。气之虚灵者，则为神，质之静凝者，则为精，神清而明，精浊而暗。古人以升魂为贵，降魄为贱，缘魂向阳而魄向阴也。物生于春夏而死于秋冬，人之大凡，阳盛则壮，阴盛则老，及其死也，神魂去而精魄存，气虽亡而质仍在也，于此可悟阴阳之贵贱矣。

五行之理，相生以气，非相生以质，《谭子》所谓形不灵而气灵也。地之木火土金水者，五行之质也，天之风热湿燥寒者，五行之气也。天气盛于东南，地气盛于西北，东南者，生长之位，西北者，收藏之位。阳主生长，阴主收藏，阳生于东而长于南，阴收于西而藏于北。阳之方生则为春，三阳在上，故春之气温，既长则为夏，六阳在上，故夏之气热，阴之方收则为秋，三阴在上，故秋之气凉，既藏则为冬，六阴在上，故冬之气寒。天气一日而四周，将寒则凉，将热则温，故寒生东方之温，温生南方之热，热生中央之湿，湿生西方之凉，凉生北方之寒。其相生全是气化，非木之质生火，火之质生土，土之质生金，金之质生水，水之质生木也，成质则不能生矣。相克者，制其太过也。木气过散，则土不坚，故敛之以收气，火气过炎，则金不肃，故聚之以藏气，土气过湿，则水不升，故散之以风气，金气过收，则木不达，故温之以热气，水气过润，则火不降，故燥之以土气。水升则火降，火降则金肃，金肃则木荣，木荣则土燥，土燥则水升。相生则无不及，相克则无太过，生则见变化之妙，克则见制伏之巧，亦克以气而不克以质也。前人据五行形质而论生克，逖其远矣。

《尚书·洪范》：木曰曲直，金曰从革，火曰炎上，水曰润下，土爱稼穑，此五行之性也。曲直作酸，炎上作苦，从革作辛，稼穑作甘，润下作咸，此五行之味也。盖水宜浮而火宜沉，木宜升而金宜降，土居中皇，是为四象转运之机。润下者，水气之不浮也，炎上者，火气之不沉也。直则木升，曲者，木气之不升也。从则金降，革者，金气之不降也。甘者，稼穑之正位，平则不见，不平则见，甘味之见者，土气之不运也。五气堙郁，而后五味以生，五脏乃病。升水木而降火金，其权在土，土气不运，则四维莫转，此五味郁生之原也。善乎！庚桑子之言：草郁则为腐，树郁则为蠹，人郁则为病。阳性动而阴性止，动则运而止则郁，阳盛而生病者，千百之一，阴盛而生病者，尽人皆是，此凡物之大情也。

五脏开窍于五官，《子华子》：心之气为离，其神为朱鸟，其窍通于舌。肾之气为坎，其神为玄龟，其窍通于耳。肝之气为震，其神为苍龙，其窍通于目。肺之气为兑，其神为伏虎，其窍通于鼻。脾之气为戊己，其神为凤凰，其窍通于口，故肝心脾肺肾五脏之司目舌口鼻耳五官之候。《灵枢·脉度》：五脏常内阅于上七窍也，肝气通于目，肝和则目能辨五色矣，心气通于舌，心和则舌能知五味矣，脾气通于口，脾和则口能知五谷矣，肺气通于鼻，肺和则鼻能知五臭矣，肾气通于耳，肾和则耳能闻五音矣。

五脏，阴也，五官，阳也，阳升于阴，阴降于阳。头上七窍，位为纯阳。阴性重浊，阳性清虚，清虚之极，神明出焉。五神发露，则开七窍，七窍者，神气之所游行而出入也。壮则阳旺而神清，浊阴沉降，故七窍灵通，老则阳衰而神散，浊阴填凑，故七窍晦塞。

六腑者，所以受水谷而行化物者也。水谷入胃，脾气消磨，渣滓下传，精微上奉，化为雾气，归之于肺。肺司气而主皮毛，将此雾气，由脏而经，由经而络，由络而播宣皮腠，熏肤充身泽毛，是谓六经之气。雾气降洒，化而为水，津液精血，于是生焉。阴性亲内，自皮而络，自络而经，自经而归趋脏腑。津入于肺，液入于心，血入于肝，精入于肾，是谓五脏之精。阳根于阴，故生于内而盛于外，阴根于阳，故生于外而盛于内。五脏之部，心位于上，肾位于下，肝位于左，肺位于右，脾位于中。谷气为阳，升于心肺，谷精为阴，入于肾肝。

肾为纯阴，阴极则阳生，心为纯阳，阳极则阴生，故上亦有精而下亦有气。下之气，阳之根也，上之精，阴之根也。

饮入于胃，脾阳蒸动，化为云雾，而上升于肺，是为肺气。肺气清降，化而为水，游溢经络，表里皆周。天暑衣厚，腠理开发，则外泄而为汗，天寒衣薄，腠理闭塞，则下行而为溺。膀胱者，水之壑也。三焦之火，随膀胱太阳之经下行而司水道。下焦之火秘，则膀胱清利而水道通，下焦之火泄，则膀胱热涩而水道闭。火泄脾虚，不能蒸水化气，则水谷并趋二肠，而成泄利。泄利之家，膀胱热涩而脾肾寒滑，全因相火之泄陷也。《灵枢·营卫生会》：上焦如雾，中焦如沤，下焦如渎。水性流下，下焦之水独盛，故如渎，气性亲上，上焦之气独盛，故如雾，中焦，气水之交，故如沤。譬之如釜，火炎水沸，上则热气之升腾，雾也，中则泡波之起灭，沤也，下则釜底之水，渎也。

《列子》：属天者，清而散，属地者，浊而聚。腑禀天气，故泄而不藏，脏禀地气，故藏而不泄。五脏别论：五脏者，藏精气而不泄也，故满而不能实，六腑者，传化物而不藏也，故实而不能满。阴阳互根，五脏阴也，而阳神藏焉，非五脏之藏，则阳神飞矣，六腑阳也，而阴精化焉，非六腑之化，则阴精竭矣。盖阴以吸阳，故神不上脱，阳以煦阴，故精不下流。阳盛之处而一阴已生，阴盛之处而一阳已化，故阳自至阴之位而升之，使阴不下走，阴自至阳之位而降之，使阳不上越。上下相包，阴平阳秘，是以难老。阴在内，阳之守也，阳在外，阴之卫也。阴能守则阳秘于内，阳能卫则阴固于外。阳如珠玉，阴如蚌璞，含珠于蚌，完玉以璞，而昧者不知，弃珠玉而珍蚌璞，是之谓倒置之民矣，

经脉解

六脏六腑，是生十二经。经气内根于脏腑，外络于肢节。其浮气之不循经者，为卫气，其精气行于经者，为营气。《灵枢·决气》：壅遏营气，令无所避，是谓脉。脏脉为阴，腑脉为阳。脾、肾、肝、胆、胃、膀胱经行于足，是谓足之三阴三阳，肺、心、心包、三焦、大肠、小肠经行于手，是谓手之三阴三阳。脾肺之经，太阴，心肾之经，少阴，肝与心包之经，厥阴，胆与三焦之经，少阳，胃与大肠之经，阳明，膀胱小肠之经，太阳。太阳与少阴为表里，阳明与太阴为表里，少阳与厥阴为表里。手经与手配，足经与足配。经络回环，运行不息也。

《灵枢·经脉》：肺手太阴之脉，起于中焦，下络大肠，还循胃口，上膈，属肺，从肺系横出腋下，下行臑

内，行少阴心主之前，下肘中，循臂内，上骨下廉，入寸口，上鱼，循鱼际，出大指之端。其支者，从腕后循次指内廉，出其端。大肠手阳明之脉，起于次指之端，循指上廉，出合谷两骨之间，上入两筋之间，循臂上廉，入肘外廉，上臑外前廉，上肩，出髃骨之前廉，上出于柱骨之会上，下入缺盆，络肺，下膈，属大肠。其支者，从缺盆上颈，贯颊，下入齿中，还出挟口，交人中，左之右，右之左，上颊鼻孔。

胃足阳明之脉，起于鼻之交頞中，旁纳太阳之脉，下循鼻外，入上齿中，还出挟口，环唇，下交承浆，却从颐后下廉出大迎，循颊车，上耳前，过客主人，循发际，至额颅。其支者，从大迎前下人迎，循喉咙，入缺盆，下膈，属胃，络脾。其直者，从缺盆下乳内廉，下挟脐，入气街中。其支者，起于胃口，下循腹里，下至气街中而合，以下髀关，抵伏兔，下膝膑中，下循胫外廉，入足跗，入中指内间。其支者，下廉三寸而别，下入中指外间。其支者，别跗上，入大指间，出其端。脾足太阴之脉，起于大指之端，循指内侧白肉际，过核骨后，上内踝前廉，上腨内，循胫骨后，交出厥阴之前，上膝骨内前廉，入腹，属脾，络胃，上膈，挟咽，连舌本，散舌下。其支者，复从胃别上膈，注心中。

心手少阴之脉，起于心中，出属心系，下膈，络小肠。其支者，从心系上挟咽，系目系。其直者，复从心系却上肺，下出腋下，下循臑内后廉，行太阴心主之后，下肘内，循臂内后廉，抵掌后锐骨之端，入掌内后廉，循小指之内，出其端。小肠手太阳之脉，起于小指之端，循手外侧，上腕，出踝中，直上循臂骨下廉，出肘内侧两筋之间，上循臑外后廉，出肩解，绕肩胛，交肩上，入缺盆，络心，循咽，下膈，抵胃，属小肠。其支者，从缺盆循颈，上颊，至目锐眦，却入耳中。其支者，别颊，上頔，抵鼻，至目内眦，斜络于颧。

膀胱足太阳之脉，起于目内眦，上额，交巅。其支者，从巅至耳上角。其直者，从巅入络脑，还出别下项，循肩髆内，挟脊，抵腰中，入循膂，络肾，属膀胱。其支者，从腰中下挟脊，贯臀，入腘中。其支者，从髆内左右别，下贯胛，挟脊内，过髀枢，循髀外，从后廉下合腘中，以下贯腨内，出外踝之后，循京骨，至小指外侧。

肾足少阴之脉，起于小指之下，斜趋足心，出于然谷之下，循内踝之后，别入跟中，以上腨内，出腘内廉，上股内后廉，贯脊，属肾，络膀胱。其直者，从肾上贯肝膈，入肺中，循喉咙，挟舌本。其支者，从肺出络心，注胸中。

心主手厥阴心包络之脉，起于胸中，出属心包络，下膈，历络三焦。其支者，循胸，出胁，下腋三寸，上抵腋下，循臑内，行太阴少阴之间，入肘中，下臂，行两筋之间，入掌中，循中指，出其端。其支者，别掌中，出名指之端。

三焦手少阳之脉，起于名指之端，上出两指之间，循手表腕，出臂外两骨之间，上贯肘，循臑外，上肩，交出足少阳之后，入缺盆，布膻中，散络心包，下膈，属三焦。其支者，从膻中上出缺盆，上项，系耳后，直上出耳上角，以屈下颊，至𩑃。其支者，从耳后入耳中，出走耳前，过客主人前，交颊，至目锐眦。

胆足少阳之脉，起于目锐眦，上抵头角，下耳后，循颈，行手少阳之前，至肩上，却交出手少阳之后，入缺盆。其支者，从耳后入耳中，出走耳前，至目锐眦后。其支者，别锐眦，下大迎，合于手少阳，抵于𩑃。下加颊车，下颈，合缺盆，以下胸中，贯膈，络肝，属胆，循胁里，出气街，绕毛际，横入髀厌中。其直者，从缺盆下腋，循胸，过季胁，下合髀厌中，以下循髀阳，出膝外廉，下外辅骨之前，直下抵绝骨之端，下出外踝之前，循足跗上，入名指之间。其支者，别跗上，循大指歧骨内，出其端，还贯爪甲，出三毛。

肝足厥阴之脉，起于大指丛毛之际，上循足跗上廉，去内踝一寸，上踝八寸，交出太阴之后，上腘内廉，循股阴，入毛中，过阴器，抵少腹，挟胃，属肝，络胆，上贯膈，布胁肋，循喉咙之后，上入颃颡，连目系，上出额，与督脉会于巅。其支者，从目系下颊里，环唇内。其支者，复从肝别贯膈，上注肺。此经脉之起止，即营气之行次也。

阳经在表，阴经在里。太阳居外，皮毛之分也，次则阳明，次则少阳，次则太阴，次则少阴，次则厥阴，近于骨矣。阳经则属腑络脏，阴经则属脏络腑。足之阴经行于股里，阳经行于股外，手之阴经行于臂里，阳经行于臂外。阴经之次，太阴在前，厥阴在中，少阴在后，阳经之次，阳明在前，少阳在中，太阳在后。手之阴经自胸走手，阳经自手走头，足之阳经自头走足，阴经自足走胸。手三阳自手走头，足三阳自头走足，皆行于颈项而会于督之大椎。

颈脉之次，任行于前，督行于后，俱在中央，足阳明在任脉之次，二次手阳明，三次手太阳，四次足少阳，五次手少阳，六次足太阳，七次则项之中央，下连脊骨，督脉之部也。

在项之脉，任督各一，其余左右各二，合二十四经。

足经之部，太阳少阴行身之背，阳明太阴行身之前，少阳厥阴行身之侧。除足太阳外，阴阳皆会于宗筋。

手经悉行于手，惟手少阳并足太阳而下行，出腘中，贯腨肠，而入外踝。

脏腑之募皆在前，散见诸脉，而俞则在后，发于太阳之一经。以人身前阴而后阳，故太阳为诸阳之主，脏腑之阳，以类相从，而发见于背膂也。

手之阳经则升，阴经则降，足之阳经则降，阴经则升。手之三阳，阳中之太阳也，皆升。手之三阴，阳中之少阴也，皆降。足之三阳，阴中之少阳也，皆降。足之三阴，阴中之太阴也，皆升。盖手足阴阳，浊中之清者，则从下而升，清中之浊者，则从上而降。太阴阳明论：阴气从足上行至头，而下行循臂至指端，阳气从手上行至头，而下行至足。阳病者，上行极而下，阴病者，下行极而上。以阴极则阳生，阳极则阴生。凡物之理，穷则反，终则始也。

阳受气于四末，故四肢为诸阳之本。然阳升于手而降于足，阴升于足而降于手。升为初气，降为终气，则阳盛于手而阴盛于足，故手巧而足拙，以阳性轻捷而阴性迟重故也。

五脏开窍于五官，清阳由经脉而升也。经脉之中，清者升而浊者降。《灵枢·阴阳清浊》：其清者上走空窍，浊者下行诸经。清气升则孔窍灵，故能辨声色，别臭味。阳性热，阴性寒，阴阳平者，下反温而上反清，以阳降而化浊阴，阴升而化清阳故也。

手足之经，阴阳各三，是谓六气。手少阴以君火主令，足少阴水也，从妻化气而为热。足太阳以寒水主令，手太阳火也，从夫化气而为寒。足厥阴以风木主令，手厥阴火也，从母化气而为风。手少阳以相火主令，足少阳木也，从子化气而为暑。足太阴以湿土主令，手太阴金也，从母化气而为湿。手阳明以燥金主令，足阳明土也，从子化气而为燥。

经别者，正经之别行者也。营于脉中，直道而行则为正，内则脏腑。表里之经，相为络属。及本经之支派他交者，则为别。详见《灵枢·经别》。

经筋者，十二经之筋也。起于各经，分道而行。所行之道，多与经脉相同，独足之三阴，始同终异。而其结聚，则在四肢溪谷之间，以诸筋皆属于节也。肝主筋而荣爪，故十二经筋皆始自爪甲而结于腕踝，聚于肘膝，会于肩髀，联属肌肉，维络颈项，裹缠头面。大筋为纲，小筋为维，阳筋则刚，阴筋则柔，约束百骸，而会于宗筋，故痿论；宗筋主束骨而利机关也。详见《灵枢·经筋》。

奇经者，督、任、冲、带、阳跷、阴跷、阳维、阴维也。二十八难：督脉者，起于下极之俞，并于脊里，上至风府，入属于脑。任脉者，起于中极之下，以上毛际，循腹里，上关元，至咽喉，上颐，循面，入目，络舌。冲脉者，起于气冲，并足阳明之经，挟脐而上，至胸中而散。带脉者，起于季胁，回身一周。阳跷者，起于跟中，循外踝上行，入风池。阴跷者，亦起于跟中，循内踝上行，至喉咙，交贯冲脉。阳维、阴维者，维络丁身，阳维起于诸阳会，阴维起于诸阴交也。凡此八脉者，经脉之络也。经盛则入络，络脉满溢，不拘于经，内溉脏腑，外濡腠理。譬之圣人图设沟渠，通利水道，天雨降下，沟渠满溢，雾霜妄行，流于深湖，圣人不能复图也。经脉隆盛，入于八脉，而不环周，故八脉溢蓄，别道自行诸经，不能复拘也。

任、督、冲三脉一源，同起于会阴。督则循背而行身后，为诸阳之纲。任则循腹而行身前，为诸阴之领，冲则挟脐上行，为诸经之海。督行于后，而亦行于前。骨空论：督脉起于少腹，以下骨中央，入系廷孔，其孔，溺孔之端也。其络循阴器，合篡间，别绕臀，至少阴与巨阳中络者，合少阴，上股内后廉，贯脊，属肾，与太阳起于自内眦，上额，交巅，入络脑，还出别下项，循肩髆内，挟脊，抵腰中，入循膂，络肾。其少腹直上者，贯脐中央，上贯心，入喉，上颐，环唇，上系两目之下中央，是督脉之前行也。盖任督本一脉，以前后而异名耳。冲行于上，而亦行于下。《灵枢·动输》：冲脉者，十二经之海也，与少阴之大络起于肾下，出于气街，循阴股内廉，邪入腘中，循京骨内廉，并少阴之经，下入内踝之后，入足下。其别者，邪入踝，出属跗上，入大指之间，注诸络，以温足胫，是冲脉之下行也。

阳跷、阳维者，足太阳之别，阴跷、阴维者，足少阴之别。阳跷主左右之阳，阴跷主左右之阴，阳维主一身之表，阴维主一身之里。带则横束一身之脉者也。

别络者，诸经别出之大络也。《灵枢·经别》：手太阴之别，名曰列缺，起于腕上分间，并太阴经，直入掌，散入于鱼际。

手少阴之别，名曰通里，去腕一寸半，别而上行，循经入于心中，系舌本，属目系。

手心主之别，名曰内关，去腕二寸，出于两筋之间，循经以上，系于心，包络心系。

手太阳之别，名曰支正，上腕五寸，内注少阴。其别者，上走肘，络肩髃。

手阳明之别，名曰偏历，去腕三寸，别入太阴。其别者，上循臂，乘肩髃，上曲颊，遍齿。其别者，入耳，合于宗脉。

手少阳之别，名曰外关，去腕二寸，外绕臂，注胸中，合心主。

足太阳之别，名曰飞扬，去踝七寸，别走少阴。

足少阴之别，名曰光明，去踝五寸，别走厥阴，下络足跗。

足阳明之别，名曰丰隆，去踝八寸，别走太阴。其别者，循胫骨外廉，上络头项，合诸经之气，下络喉嗌。

足太阴之别，名曰公孙，去本节之后一寸，别走阳明。其别者，入络肠胃。

足少阴之别，名曰大钟，当踝后，绕跟，别走太阳。其别者，并经上走于心包下，外贯腰脊。

足厥阴之别，名曰蠡沟，去内踝五寸，别走少阳。其别者，循胫上睾，结于茎。任脉之别，名曰尾翳，下鸠尾，散于腹。

督脉之别，名曰长强，挟膂，散头上，下当肩胛左右，别走太阳，入贯膂。

脾之大络，名曰大包，出渊液下三寸，布胸胁。此十五络也。

《素问·平人气象论》：胃之大络，名曰虚里，贯膈，络肺，出于左乳下，其动应衣，宗脉气也，此又胃之一大络也。诸经之络各一，而脾胃之络则二，以脾胃者，诸经之本故也。

经脉为里，支而横者为络，络之别者为孙，孙络三百六十五，此外丝分而缕析焉，巧历不能得矣。

经脉十二，左右二十四，奇经八脉，左右十四，别络十六，左右三十，共六十八脉，相随而上下。阴脉营其脏，阳脉营其腑，区处条别，不相紊乱已。

营卫解

人受气于谷，谷和于胃，以传于肺，精华氤氲，而生气血。其清者为营，浊者为卫，营行脉中，卫行脉外，一日一夜，周身五十。

脉中之血，其名曰营，血中之气，是曰营气，营气在脉，随宗气而行。谷精之化营气，其大气之抟而不行者，积于胸中，命曰宗气。宗气者，所以贯心肺而行呼吸。营气之行，一息往来。盖血之动，气鼓之也。人一呼脉再动，一吸脉再动，呼吸定息，脉五动，闰以太息，脉六动。一动脉行一寸，六动脉行六寸。《灵枢·脉度》：手之六阳，从手至头，长五尺，五六三丈。手之六阴，从手至胸中，三尺五寸，三六一丈八尺，五六三尺，合二丈一尺。足之六阳，从足至头，八尺，六八四丈八尺。足之六阴，从足至胸中，六尺五寸，六六三丈六尺，五六三尺，合三丈九尺。跷脉从足至目，七尺五寸，二七一丈四尺，二五一尺，合一丈五尺。督脉、任脉，各四尺五寸，二四八尺，二五一尺，合九尺。凡都合一十六丈二尺，此气之大经隧也。平人，一日一夜一万三千五百息，上下、左右、前后二十八脉，以应二十八宿。周天二十八宿，宿三十六分，一日之度，一千八分。漏水下百刻，以分昼夜，每刻一百三十五息。一息气行六寸，十息气行六尺，一百三十五息，人气半周于身，脉行八丈一尺，下水一刻，日行十分。二百七十息，气行十六丈二尺，是谓一周，下水二刻，日行二十五分。五百四十息，人气再周于身，脉行三十二丈四尺，下水四刻，日行四十分。二千七百息，人气十周于身，脉行一百六十二丈，下水二十刻，日行五宿二十分。一万三千五百息，人气五十营于身，脉行八百一十丈，水下百刻，日行二十八宿，一千八分。

营气之行，常于平旦寅时，从手太阴之寸口始，以肺主气而朝百脉也。自手之太阴阳明，注足之阳明太阴，手之少阴太阳，注足之太阳少阴，手之厥阴少阳，注足之少阳厥阴，即经脉之行次也，终于两跷督任。周而复始，阴阳相贯，如环无端。昼夜五十周毕，明日寅时，又会于气口。此营气之度也。

卫气者，不随营气，而自行于脉外，昼行阳经二十五周，夜行阴脏二十五周。其行于阳也，常于平旦寅时从足太阳之睛明始。睛明者，目之内眦。《灵枢·卫气行》：平旦阴昼，阳气出于目，目张则气上行于头，循项，下足太阳，至小指之端。其散者，别于目内眦，下手太阳，至小指之端。其散者，别于目锐眦，下足少阳，至小指次指之端，以上循手少阳之分侧，下至名指之端。别者，至耳前，合于颔脉，注足阳明，下至跗上，入中指之端。其散者，从耳下下手阳明，入次指之端。其至于足也，入足心，出内踝，下足少阴。阴跷者，足少阴之别，属于目内眦，自阴跷而复合于目，交于足太阳之睛明。是谓一周。

岁有十二月，日有十二辰，子午为经，卯酉为纬。日行二十八宿，而一面七星，四七二十八星。房昴为纬，虚张为经。房至毕为阳，昴至心为阴，阳主昼，阴主夜。夜半为阴眈，鸡鸣而阴衰，平旦阴尽，而阳受气矣，日中为阳眈，日西而阳衰，日入阳尽，而阴受气矣。

太阴主内，太阳主外，卫气至阳而起，至阴而止，各行二十五度，分为昼夜。日行一舍。人气行一周于身与十分身之八。日行二舍，人气行三周于身与十分身之六。日行三舍，人气行五周于身与十分身之四。日行四舍，人气行七周于身与十分身之二。日行五舍，人气行于身九周。日行六舍，人气行于身十周与十分身之八。日行七舍，人气行于身十二周与十分身之六。日行十四舍，人气二十五周于身与十分之身之二，阳尽于阴，阴受气矣。

其入于阴也，常从足少阴注于肾，肾注于心，心注于肺，肺注于肝，肝注于脾，脾复注于肾，为一周。夜行一舍，人气行于阴脏一周与十分脏之八。夜行十四舍，人气行于阴脏二十五周与十分脏之二，从肾至少阴之经，而复合于目。

阴阳一日一夜，各行二十五周而有奇分，在身得十分身之二，在脏得十分脏之二，合得十分之四。从房至毕十四舍，水下五十刻，日行半度，卫气出于阳则寤，从昂至心十四舍，水下五十刻，卫气入于阴则寐。人之所以卧起之时有早晏者，奇分不尽数也。此卫气之度也。

三十难言营卫相随，盖相随之义，如日月之度，虽不同道，而并行不悖也。营自起于宗气，卫自起于睛明，营则阴阳相间，卫则夜阴昼阳。起止不同，道路各异，非同行于一经之谓也。

脏候解

人秉五气，是生脏腑。受气不同，脏腑亦别，强弱殊质，邪正异性，感而生病，千变不一。脏腑幽深，人不能见，而相形察色，可以外候也。《灵枢·本脏》：脏腑者，所以参天地而副阴阳，运四时而化五节。五脏固有小大、高下、坚脆、端正、偏倾，六腑亦有小大、长短、厚薄、结直、缓急，吉凶善恶之殊，由此分焉。

心小则脏安，邪弗能伤，易伤以忧，大则忧不能伤，易伤于邪。高则满于肺中，俯而善忘，难开以言，下则易伤于寒，易恐于言。坚则脏安守固，脆则善病消瘅、热中。端正则和利难伤，偏倾则操持不一，无守司也。肺小则脏安少饮，不病喘喝，大则多饮，善病胸痹、喉痹、逆气。高则上气肩息、咳，下则居贲迫肝，善胁下痛。坚则不病咳上气，脆则善病消瘅，易伤。端正则和利难伤，偏倾则胸偏痛也。肝小则脏安，无胁下之病，大则逼胃迫咽，苦膈中，且胁下痛。高则上支贲切，胁悗为息贲，下则逼胃，胁下空而易受邪。坚则脏安难伤，脆则善病消瘅，易伤。端正则和利难伤，偏倾则胁下痛也。脾小则脏安，难伤于邪，大则苦凑胁而痛，不能疾行。高则胁引季胁而痛，下则下加于大肠，而脏苦受邪。坚则脏安难伤，脆则善病消瘅，易伤。端正则和利难伤，偏倾则善满善胀也。肾小则脏安难伤，大则善病腰痛，不可以俯仰，易伤以邪。高则苦背膂痛，不可以俯仰，下则腰尻痛，不可以俯仰，为狐疝。坚则不病腰背痛，脆则善病消瘅，易伤。端正则和利难伤，偏倾则苦腰尻痛也。凡此二十五变者，人之所以强弱不同也。

赤色小理者，心小，粗理者，心大。无骨骺骨亏者，心高，骨骺骨亏小短举者，心下。骨骺骨亏长者，心下坚，骨骺骨亏弱小以薄者，心脆。骨骺骨亏直下不举者，心端正，骨骺骨亏倚一方者，心偏倾也。白色小理者，肺小，粗理者，肺大。巨肩反膺陷喉者，肺高，合腋张胁者，肺下。好肩背厚者，肺坚，肩背薄者，肺脆。背膺厚者，肺端正，胁偏疏者，肺偏倾也。青色小理者，肝小，粗理者，肝大。广膺反骹者，肝高，合胁兔骹者，肝下，胸胁好者，肝坚，胁骨弱者，肝脆。膺腹好相得者，肝端正，胁骨偏举者，肝偏倾也。黄色小理者，脾小，粗理者，脾大。揭唇者，脾高，唇下纵者，脾下。唇坚者，脾坚，唇大而不坚者，脾脆。唇上下好者，脾端正，唇偏举者，脾偏倾也。黑色小理者，肾小，粗理者，肾大。高耳者，肾高，耳后陷者，肾下。耳坚者，肾坚，耳薄不坚者，肾脆。耳好前居牙车者，肾端正，耳偏倾者，肾偏倾也。

五脏皆小者，少病。苦焦心，大愁忧。皆大者，缓于事，难使以忧。皆高者，好高举措，皆下者，好出人下。皆坚者，无病，皆脆，不离于病。皆端正者，和利得人心，皆偏倾者，邪心而善盗，不可以为人平，反覆言语也。

六腑之应，肺合大肠，大肠者，皮其应也。心合小肠，小肠者，脉其应也。肝合胆，胆者，筋其应也。脾合胃，胃者，肉其应也。肾合三焦膀胱，三焦膀胱者，腠理毫毛其应也。肺应皮，皮厚者，大肠厚，皮薄者，大肠薄，皮缓腹裹大者，大肠大而长，皮急者，大肠急而短，皮滑者，大肠直，皮肉不相离者，大肠结也。心应脉，皮厚者，脉厚，脉厚者，小肠厚，皮薄者，脉薄，脉薄者，小肠薄，皮缓者，脉缓，小肠大而长，皮薄而脉冲小者，小肠小而短，诸阳经脉皆多纡屈者，小肠结也。脾应肉，肉䐃坚大者，胃厚，肉䐃么者，胃薄，肉䐃小而么者，胃不坚，肉䐃不称身者，胃下，胃下者，下管约不利，肉䐃不坚者，胃缓，肉䐃无小理累者，胃急，肉䐃多小理累者，胃结，胃结者，上脘约不利也。肝应爪，爪厚色黄者，胆厚，爪薄色红者，胆薄，爪坚色青者，胆急，爪濡色赤者，胆缓，爪直色白无约者，胆直，爪恶青黑多纹者，胆结也。肾应骨，密理厚皮者，三焦膀胱厚，粗理薄皮者，三焦膀胱薄，疏腠理者，三焦膀胱缓，皮急而无豪毛者，三焦膀胱急，豪毛美而粗者，三焦膀胱直，稀豪毛者，三焦膀胱结也。

《灵枢·师传》：五脏者，心为之主，缺盆为之道，骷骨①有余，以候𩩲骭②。肺为之盖，巨肩陷喉，候见其外。肝者主为将，使之候外，欲知坚脆，视目小大。脾者主为卫，使之迎粮，视唇舌好恶，以知吉凶。肾者主为外，使之远听，视耳好恶，以知其性。六腑者，胃为

---

① 骷骨：即肩端骨，指胸骨上方锁骨内侧端部分。
② 𩩲骭（héyú 合于）：指胸骨剑突部位。

之海，广颡，大颈，张胸，五谷乃容。鼻隧以长，以候大肠。唇厚，人中长，以候小肠。目下裹大，其胆乃横。鼻孔在外，膀胱漏泄。鼻柱中央起，三焦乃约。此五脏六腑之外候也。凡官骸美恶，胥禀脏气，生死寿夭，不外乎此。

《灵枢·五色》：明堂者，鼻也。阙①者，眉间也。庭②者，颜也。蕃③者，颊侧也。蔽者，耳门也。五官之位，其间欲方大，去之十步，皆见于外，如是者，寿必中百岁。故五官以辨，阙庭以张，明堂广大，蕃蔽见外，方壁高基，引垂居外，寿考之征也。若五官不辨，阙庭不张，小其明堂，蕃蔽不见，又卑墙基，墙下无基，垂角去外，如是者，虽平常殆，加之以疾，百不一生也。

《灵枢·天年》：五脏坚固，血脉和调，肌肉解利，皮肤致密，营卫之行，不失其常，呼吸微徐，气以度行，六腑化谷，津液布扬，各如其常，故能长久。使道隧以长，墙基高以方，通调营卫，三部三里起，骨高肉满，百岁乃得终。五脏不坚，使道不长，空外以张，喘息暴疾，又卑墙基薄，脉少血，其肉不石，故中寿而尽也。

《灵枢·寿夭刚柔》：形与气相任则寿，不相任则夭。

---

① 阙：宫门外两侧的楼台，中间有道路。此指两眉之间。
② 庭：堂阶前的地坪。此指前额部。
③ 蕃：通"藩"，院落四周的篱笆。此指两侧的脸颊。

皮与肉相果则寿，不相果则夭。形充而皮肤缓者则寿，急者则夭。形充而颧不起者骨小，骨小则夭。形充而䐃肉坚者肉坚，肉坚则寿，䐃肉不坚者肉脆，肉脆则夭。墙基卑，高不及其地者，不满三十而死，其有因加疾者，不及二十而死也。平人而气胜形者寿，病而形肉脱，气胜形者死，形胜气者微矣。此即官骸以测寿夭之法也。

经脉十二，根于脏腑，而一身毛发，又秉经气而生，观之可以知血气之盛少焉。《灵枢·阴阳二十五人》：足三阳之上者，皆行于头。阳明之经，其荣髯也，少阳之经，其荣须也，太阳之经，其荣眉也，血气盛则美而长，血气少则恶而短。三经之下者，皆循阴器而行于足。阳明之血气盛，则下毛美长，血气少则无毛，足指少肉而善寒。少阳之血气盛，则胫毛美长，外踝毛坚而厚。太阳之血气盛，则跟肉满而踵坚，血气少则跟瘦而善转筋。手三阳之上者，亦行于头。阳明之经，其荣髭也，少阳之经，其荣眉也，太阳之经，其荣须也，血气盛则美而长，血气少则恶而短。三经之下者，皆循臂臑而行于手，血气盛而掌肉充满而温，血气少则掌瘦以寒。阳明之血气盛，则腋下之毛美。少阳之血气少，则手瘦而多脉。知皮毛则知经脉，知经脉则知脏腑，表里一气，内外合符，察微洞幽，不逾迹象，此亦精义入神之事也。

素灵微蕴卷二

五色解

上工望而知之，中工问而知之，下工切而知之。六十一难：望而知之谓之神，闻而知之谓之圣，问而知之谓之工，切而知之谓之巧。神圣工巧，优劣悬殊，故四诊之中，首推望色。

四十九难：肝主色，自入为青，入心为赤，入脾为黄，入肺为白，入肾为黑。五色者，五脏之气所发，故五脏在中，上结五官，外现五色。肝官于目，心官于舌，脾官于口，肺官于鼻，肾官于耳。病生五脏，则色现五官。《灵枢·五阅五使》：肝病者眦青，心病者舌短颧赤，脾病者唇黄，肺病者喘息鼻张，肾病者颧与颜黑。《灵枢·五色》：青黑为痛，黄赤为热，白为寒。

五官之中，尤重明堂。明堂骨高以起，平以直，润泽以清，真色以致，病色不见，则五脏安和，壮盛无疾。骨陷色夭，则五脏不安，诸病乃作。不第五脏，凡六腑、四肢、百节，病则色征于面，按部而发。《灵枢·五色》：

五脏次于中央，六腑挟其两侧，首面上于阙庭，王宫在于下极。庭者，首面也。阙上者，咽喉也。阙中者，肺也。下极者，心也。直下者，肝也。肝左者，胆也。下者，脾也。方上者，胃也。中央者，大肠也。挟大肠者，肾也。当肾者，脐也。面王以上者，小肠也。面王以下者，膀胱子处也。此脏腑之现于面部者也。颧者，肩也。颧后者，臂也。臂下者，手也。目内眦上者，膺乳也。挟绳而上者，背也。循牙车以下者，股也。中央者，膝也。膝以下者，胫也。当胫以下者，足也。巨分者，股里也。巨屈者，膝膑也。此肢节之现于面部者也。

左右殊方，男女异位。浮泽为外，沉浊为内，察其浮沉，以知浅深，察其泽夭，以观成败，察其散抟，以知远近。视色上下，以知病处，其色上行者，病益甚，其色下行，如云彻散者，病方已，色从外走内者，病从外走内，色从内走外者，病从内走外。其相乘制也，肾乘心，心先病，肾为应。他皆如是也。

《素问·玉机真脏论》：形气相得，谓之可治，色泽以浮，谓之易已，形气相失，谓之难治，色夭不泽，谓之难已。三部九候论：五脏已败，其色必夭，夭则死矣。《灵枢·本神》：心怵惕思虑则伤神，神伤则恐惧自失，破䐃脱肉，毛悴色夭，死于冬。脾盛怒而不解则伤意，意伤则悗乱，四肢不举，毛悴色夭，死于春。肝悲哀动中则伤魂，魂伤则狂妄不精，阴缩而筋挛，筋骨不举，毛悴色夭，死于秋。肺喜乐无极则伤魄，魄伤则狂，意不存人，皮革焦，毛悴色夭，死于夏。肾忧愁而不止则伤志，志伤则喜忘其前言，腰脊不可以俯仰，毛悴色夭，死于季夏。

五脏之外，兼审经脉。诊要经终论：太阳之脉其终也，戴眼，反折，瘈疭，其色白，绝汗乃出，出则死矣。少阳终者，百节皆纵，目睘绝系，绝系一日半死，其死也，色先青白，乃死矣。阳明终者，口目动作，善惊，妄言，色黄，其上下之经，盛而不行，则终矣。少阴终者，面黑，齿长而垢，腹胀闭，上下不通，而终矣。太阴终者，腹胀闭，不得息，善噫善呕，呕则逆，逆则面赤，不逆则上下不通，面黑，皮毛焦，而终矣。厥阴终者，中热，嗌干，善溺，心烦，甚则舌卷，卵上缩，而终矣。此十二经之终也。《灵枢·经脉》：手太阴气绝则皮毛焦，太阴者，行气温于皮毛，皮毛焦则津液去，皮节伤，爪枯毛折，毛折者，毛先死，丙笃丁死，火胜金也。手少阴气绝则脉不通，脉不通则血不流，血不流则色不泽，其面黑如漆柴者，血先死，壬笃癸死，水胜火也。足太阴气绝则脉不荣其唇舌，唇舌者，肌肉之本也，脉不荣则肌肉软却，舌萎人中满，人中满则唇反，唇反者，肉先死，甲笃乙死，木胜土也。足少阴气绝则骨枯，少阴者，伏行而濡于骨髓，骨髓不濡，则肉不着骨，骨肉不相亲，则肉软而却，故齿长而垢，发无润泽，发无润泽者，骨先死，戊笃己死，土胜水也。足厥阴气绝则筋绝，筋者，聚于阴器而络于舌本，脉弗荣则筋急，引卵与舌，唇青舌卷卵缩，则筋先死，庚笃辛死，金胜木也。五阴气俱绝则目系转，转则目运，目运者，志先死，志先死，则远一日半死矣。六阳气俱绝则阴与阳相离，离则腠理发泄，绝汗乃出，大如贯珠，转出不流，旦占夕死，夕占旦死矣。

经脉之外，兼察络脉。经脉十二者，伏行分肉之间，深而不见，其常见者，手太阴过外踝之上，无所隐故也。诸脉之浮而常见者，皆络脉也。凡诊络脉，青则寒且痛，赤则有热。胃中寒，手鱼之络多青矣，胃中有热，鱼际络赤。其暴黑者，留久痹也。其有赤有黑有青者，寒热气也。其青短者，少气也。《灵枢·论疾诊尺》：耳间青脉起者，掣痛。平人气象论：臂多青脉，曰脱血。经络论：经有常色而络无常变也，阴络之色应其理，阳络之色变无常，随四时而行也，寒多则凝涩，凝涩则青黑，热多则淖泽，淖泽则黄赤也。

经脉之外，兼观眸子。脉要精微论：精明五色者，气之华也。赤欲如白裹珠，不欲如赭。白欲如鹅羽，不欲如盐。青欲如苍璧之泽，不欲如蓝。黄欲如罗裹雄黄，不欲如黄土。黑欲如重漆色，不欲如地苍。夫精明者，所以别白黑，观长短，以白为黑，以长为短，如是则精衰，精衰则神败，寿命不久矣。三部九候论：目匡陷者死，神败故也。五脏生成论：凡相五色之奇脉，面黄目青，面黄目赤。面黄目白，面黄目黑者，皆不死也。面青目赤，面赤目白，面青目黑，面黑目白，面赤目青，皆死也。论疾诊尺：目赤色者病在心，白在肺，青在肝，黄在脾，黑在肾。黄色不可名者，病在胸中。诊目痛，赤脉从上下者，太阳病，从下上者，阳明病，从外走内者，少阳病。诊寒热瘰疬，赤脉上下至瞳子，见一脉，一岁死，见一脉半，一岁半死，见二脉，二岁死，见二脉半，二岁半死，见三脉，三岁死。四时气曰：观其色，察其目，知其散复者，视其目色，以知病之存亡也。

盖色者，脏腑经络之外荣，一病见则一色应。《素问·评热病论》：诸有水者，微肿先见于目下也。《灵枢·水胀》：水始起也，目窠上微肿，如新卧起之状，腹胀，身皆大，大与肤胀等也。论疾诊尺：目痛而色微黄，齿垢黄，爪甲上黄，黄疸也，《灵枢·五色》：男子色在于面王，为小腹痛，下为卵痛，其圜直为茎痛，高为本，下为首。女子色见于面王，为膀胱子处之病，散为痛，抟为聚。赤色见于颧，大如拇指，病虽小愈，必卒死。黑色出于庭，大如拇指，必不病而卒死。《大要》以浮泽为生，沉夭为死。五脏生成论：青如翠羽者生，赤如鸡冠者生，黄如蟹腹者生，白如豕膏者生，黑如乌羽者生，此五色之见生也。青如草兹者死，赤如衃血者死，黄如枳实者死，黑如炲者死，白如枯骨者死，此五色之见死也。凡精神之舒惨，气血之通塞，无不征之于色，病色一见，则上工一望而知。子长谓越人饮上池而见五脏，非解者之言矣。

五声解

《素问·三部九候论》：五色微诊，可以目察，五脏相音，可以意识。声者，气之所发，气者，肺之所司，《关尹子》金坚故实为五声也。六节脏象论：五气入鼻，藏于心肺，上使五色修明，音声能彰。五脏别论：心肺有病，鼻为之不利。《灵枢·本神》：肺气虚则鼻塞不利，少气，实则喘喝，胸盈仰息。故肺病则见之于气，气病则见之于声。然五脏皆有气，则五脏皆有声。气司于肺，而传于五脏，则为五气，发于五脏，则为五音。闻声而五音以辨，则五脏攸分矣。

四十九难：肺主声，入肝为呼，入心为言，入脾为歌，入肾为呻，自入为哭。盖人秉五气，而生五脏，五气所发，是谓五声。肝秉木气，在音为角，在志为怒，在声为呼，心秉火气，在音为徵，在志为喜，在声为笑。脾秉土气，在音为宫，在志为忧，在声为歌。肺秉金气，在音为商，在志为悲，在声为哭。肾秉水气，在音为羽，在志为恐，在声为呻。宣明五气论：五气所病，心为噫，肺为咳，肝为语，脾为吞，肾为欠为嚏，胃为气逆，为哕为恐。《灵枢·经脉》：足阳明病则洒洒恶寒，苦呻数欠。足太阴病则呕，胃脘痛，腹胀善噫。足少阴病则饥不欲食，咳唾则有血，喝喝而喘。足少阳病则口苦，善太息，面微有尘，体无膏泽。阴阳别论：二阳一阴发病，主惊骇背痛，善噫。若欠，名曰风厥。《灵枢·口问》：寒气客于胃，厥逆上下散，复出于胃，故为噫。

卫气昼行于阳，夜行于阴，行阳则寤，行阴则寐。阳者主上，阴者主下，阴气积于下，阳气未尽，阳引而上，阴引而下，阴阳相引，故数欠。阳气和利，满于心，出于鼻，故为嚏。谷入于胃，胃气上注于肺，今有故寒气与新谷气俱还入于胃，新故相乱，真邪相攻，气并相逆，复出于胃，故为哕。阴气盛而阳气虚，阴气疾而阳气徐，故为唏。忧思则心系急，心系急则气道约，约则不利，故太息以伸出之。

呻者，肾之声也，而亦见于足阳明者，水胜而侮土也。噫者，脾之声也，而亦见于手少阴者，子病则传母也。《素问·脉解》：太阴所谓上走心而噫者，阴盛而上走于阳明，阳明络属心，故上走心为噫也。喘咳者，肺之声也，而亦见于足少阴者，子病而累母也。二阳者，手足阳明，一阴者，手之厥阴也。肝胆主惊，此则土金木火发病皆主惊骇者，手之阳明则金胜木，足之阳明则木胜土，手之厥阴则子传母也。欠者，肾之声也，水灭火则见于手厥阴，侮土则见于足阳明，传子则见于足厥阴，传母则见于手阳明也。而诸声之中，莫重于哕。《素问·三部九候论》：若有七诊之病，其脉候亦败者，死矣，必发哕噫。宝命全形论：弦绝者，其音嘶败。木敷者，其叶发，病深者，其声哕。

凡声不离气，气之方升而未升则其声怒，气之方降而未降则其声悲，气之已降则其声恐，气之已升则其声喜。气壮则声宏，气怯则声细，气塞则沉郁而不扬，气散则浮飘而不归，气滑利则流畅而敏给，气结滞则梗涩而迟发。阳气盛则清而长，阴气盛则浊而促。阴阳应象论：视喘息，听声音，而知所苦，良工闻声而知病者，以气寓于声也。

然气也，而神传之矣。《灵枢·忧恚无言》：咽喉者，水谷之道也。喉咙者，气之所以上下也。会厌者，音声之户也。口唇者，音声之扇也。舌者，音声之机也。悬雍者，音声之关也。颃颡者，分气之所泄也。横骨者，神气所使，主发舌者也。厌小而薄，则开阖利，其出气疾，厌大而厚，则开阖难，其出气迟，而气之所以迟疾，则神之所使也。

脉要精微论：五脏者，中之守也。中盛脏满，声如从室中言，是中气之湿也。言而微，终日乃复言者，此夺气也。衣被不敛，言语善恶不避亲疏者，此神明之乱也。得守者生，失守者死，故阳虚而见谵言，百无一生，神败故也。

古之言音者，于铎鼓琴瑟无情之物，而情达焉。聪者审音知其情状而悉其善恶，以声通乎气而气通于神也。况人以神气之激荡发为五声，较之丝竹金石更近自然。陆士衡《文赋》：思涉乐，其必笑，方言哀，而已欢。《邓析子》：体痛者，口不能不呼，心悦者，颜不能不笑。《庄子》：强哭者，虽悲不衰，强亲者，虽笑不和。故语可伪也，而声不可伪。神气之默喻也。由五声而知五气，由五气而测五神。《谭子》所谓语不灵而声灵也。

问法解

《灵枢·师传》：临病人问所便。中暑消瘅则便寒，寒中之属则便热。问居四诊之一，中工用药，寒热不失，全凭此法。药之寒热，一违病人所便，则药下而病增矣。但寒热有上下，病人所便，自有正反。凡上热下寒，口嗜寒冷，及其入腹而痛满泄利者，便于上而不便于下也。从其上之便而违其下之不便，是为庸工。

其寒热之上下，厥有外候，胃中热则消谷，令人悬心善饥，脐以上皮热，肠中热则出黄如糜，脐以下皮热。胃中寒则腹胀，肠中寒则肠鸣飧泄。胃中寒，肠中热，则胀而不泄，胃中热，肠中寒，则疾饥，小腹痛胀，飧泄。《灵枢·论疾诊尺》：肘所独热者，腰以上热。手所独热者，腰以下热。肘前独热者，膺前热，肘后独热者，肩背热。臂中独热者，腰腹热。掌中热者，腹中热，掌中寒者，腹中寒。凡身热而肢寒者，土败阳亏，不能行气于四肢也。头热而足寒者，土败火泄，不能下蛰于癸水也。朝凉而暮热者，日夕阴盛而阳气不藏也。发热而恶寒者，表闭经郁而阳气不达也。阳郁不发，则生外寒，外寒者，容有内热，阳泄不归，则生外热，外热者，多有内寒。此脏腑寒热之外候也。问其身上之寒热，问其饮食所便之寒热，参之则无微不彰矣。

饮食者，脏腑所消受也。脾以湿土主令，胃从燥金化气，燥湿均平，则脾升而善消，胃降而善受。食而不饥者，能受不能消也，饥而不食者，能消不能受也。喜吞干燥者，水旺而土湿也，嗜啖滋润者，火盛而土燥也。食宿不能化者，太阴之湿增也，食停而不消者，阳明之燥减也。早食而困倦者，阳衰而湿旺也，晚饭而胀满者，阴盛而燥虚也。水谷下咽而胸膈壅塞者，胃逆而不降也，饮食入胃而脐腹郁闷者，脾陷而不升也。胃逆而甲木上遏，则胸胁生痛，脾陷而乙木下抑，则脐肋作痛。甲木刑胃则生呕吐，呕吐者，胃逆而不受也，乙木贼脾则生泄利，泄利者，脾陷而不消也。

水之难化，较甚于谷。水谷消磨，化而为气，上归肺部，气降津生，由经络而渗膀胱，是为小便。水注于前，则谷传于后而大便坚硬。阳衰土湿，但能化谷，不能化水，水谷并入于二肠，故大便利而小便涩。木性上达，水盛土湿，脾气下陷，抑乙木升达之性，郁怒冲突，则生痛胀。冲而莫达，则下决谷道而为溏泄。小便之利，木泄之也。水入二肠而不入膀胱，故乙木下泄，但能开其谷道，不能开其水道。水道不通，短涩而黄赤者，土湿木陷而不能泄也。淋沥之家，小便偏涩，噎膈之家，大便偏塞，虽溺色红浊，粪粒坚小，而实缘脾土湿寒，木郁不能疏泄，郁陷而生风热，传于下窍，无关于中焦也。

庚桑子：人郁则为病。中气埋塞，四维莫运，由是而蒸为五气，瘀为五味，淫为五液，发为五声，征为五色，感为五情。臊者，肝之气也。焦者，心之气也。香者，脾之气也。腥者，肺之气也。腐者，肾之气也。酸者，肝之味也。苦者，心之味也。甘者，脾之味也。辛者，肺之味也。咸者，肾之味也。泪者，肝之液也。汗者，心之液也。涎者，脾之液也。涕者，肺之液也。唾者，肾之液也。呼者，肝之声也。笑者，心之声也。歌者，脾之声也。哭者，肺之声也。呻者，肾之声也。青者，肝之色也。赤者，心之色也。黄者，脾之色也。白者，肺之色也。黑者，肾之色也。怒者，肝之情也。喜者，心之情也。忧者，脾之情也。悲者，肺之情也。恐者，肾之情也。

寤寐者，阴阳之动静也。卫气昼行于六经，则阳动而为寤，夜行于五脏，则阴静而为寐。而卫气之出入，司之中气，阳衰土湿，阳明不降，则卫气升逆而废眠睡。卫秉金气，其性收敛，收敛失政而少阳不蛰，则胆木虚飘而生惊恐。虚劳之家，惊悸不寐者，土败而阳泄也。

痛痒者，气血之郁塞也。经络壅滞，气阻而不行，则为痛，行而不畅，则为痒。内外感伤诸病，筋脉痛楚而皮肤瘙痒者，皆经气之闭痹也。

一证之见，必有至理，内而五脏六腑，外而四肢九窍，凡寒热痛痒，饮食寤寐，声色臭味，情志形神之类，质问详悉，合而审焉，病如洞垣矣。问法在于善解，解极其彻，则问致其详，不解者，不能问也。

诊法解

《素问·脉要精微论》：诊法常以平旦，阴气未动，阳气未散，饮食未进，经脉未盛，络脉调匀，气血未乱，故乃可诊有过之脉。

上古诊有三法，一则三部九候，以诊周身，一则气口人迎，以候阴阳，一则但诊气口，后世之所宗也。三部九候论：人有三部，脉有三候，三候者，有天有地有人也。上部天，两额之动脉（足少阳之颔厌）。上部地，两颊之动脉（足阳明之地仓、大迎）。上部人，耳前之动脉（手少阳之和髎）。中部天，手太阴也（太渊、经渠，即寸口之动脉）。中部地，手阳明也（合谷，在大指次指歧骨之间）。中部人，手少阴也（神门，在臂内后廉，掌后锐骨之间）。下部天，足厥阴也（五里，在毛际外，羊矢下一寸陷中。女子取太冲。在大指本节后二寸陷中）。下部地，足少阴也（太溪，在内踝后，跟骨上陷中）。下部人，足太阴也（箕门，在五里下，鱼腹上。胃气则候于阳明之冲阳，在足跗上，即仲景所谓趺阳也）。下部之天以候肝，地以候肾，人以候脾胃之气。中部之天以候肺，地以候胸中之气，人以候心。上部之天以候头角之气，地以候口齿之气，人以候耳目之气。察九候独小者病，独大者病，独疾者病，独迟者病，独热者病，独寒者病，独陷下者病，所谓七诊也。七诊虽见，九候不从者，不死。若有七诊之病，其脉候亦败者，死。三部九候皆相失者，死。中部乍数乍疏者，死。九候之脉，皆沉细弦绝者为阴，以夜半死，躁盛喘数者为阳，以日中死。气交变论：岁木太过，风气流行，脾土受邪，冲阳绝，死不治。岁火太过，炎暑流行，肺金受邪，太渊绝，死不治。岁土太过，雨湿流行，肾水受邪，太溪绝，死不治。岁金太过，燥气流行，肝木受邪，太冲绝，死不治。岁水太过，寒气流行，心火受邪，神门绝，死不治。是皆三部九候之法也。

气口者，手太阴之经，鱼际下之动脉。人迎者，足阳明之经，结喉旁之动脉。气口，脏脉，脏阴盛则气口大于人迎，虚则小于人迎。人迎，腑脉，腑阳盛则人迎大于寸口，虚则小于寸口。《灵枢·九针十二原》：气口候阴，人迎候阳。阳明行气于三阳，故以之候表，太阴行气于三阴，故以之候里。《灵枢·禁服》：寸口主中，人迎主外，春夏人迎微大，秋冬寸口微大，如是者，命曰平人。人迎大一倍于寸口，病在足少阳，一倍而躁，在手少阳。人迎二倍，病在足太阳，二倍而躁，在手太阳。人迎三倍，病在足阳明，三倍而躁，在手阳明。盛则为热，虚则为寒，紧则痛痹，代则乍甚乍间。人迎四倍，且大且数，名曰溢阳，溢阳为外格，死不治。寸口大一倍于人迎，病在足厥阴，一倍而躁，在手心主。寸口二倍，病在足少阴，二倍而躁，在手少阴。寸口三倍，病在足太阴，三倍而躁，在手太阴。盛则胀满寒中食不化，虚则热中出糜，少气溺色变，紧则痛痹，代则乍痛乍止。寸口四倍，且大且数，名曰溢阴，溢阴为内关，死不治。《灵枢·经脉》：人迎与脉口俱盛四倍以上，名曰关格，关格者，与之短期。《灵枢·五色》：人迎盛坚者，伤于寒，气口盛坚者，伤于食。以伤食则脏郁于里，故气口盛坚，伤寒则经郁于表，故人迎盛坚也。

但诊气口者，《灵枢·经脉》：经脉者，常不可见也，其虚实也，以气口知之。缘肺朝百脉，十二经之脉气，皆朝宗于肺脉。寸口者，脉之大会，一日一夜，脉行五十度，平旦而复会于寸口。肺主气，经脉之动者，肺气鼓之也。肺气行于十二经中，故十二经之盛衰，悉见于寸口，此气口所以独为五脏主也。寸口在鱼际之分，关上在太渊之分，尺中在经渠之分，即三部九候论所谓中部天也。脉要精微论：尺内两旁，则季胁也，尺外以候肾，尺里以候腹。中附上左外以候肝，内以候膈，右外以候胃，内以候脾，两关部也。上附上右外以候肺，内以候胸中，左外以候心，内以候膻中，两寸部也。前以候前，后以候后。上竟上者，胸喉中事也，下竟下者，少腹腰股膝胫足中事也。关前为阳，关后为阴，阳者主上，阴者主下。凡脉气上行者，病见于上，脉气下行者，病见于下。手之三阳，自手走头，大小肠位居至下而脉则行于至上，故与心肺同候于两寸。庸医乃欲候大小肠于两尺，不通之至！越人十难一脉十变之义，十八难尺寸三部之法，气口脉法之祖也，下士不解，是以妄作如此。

气口之中，又有但诊尺脉之法，《灵枢》垂论疾诊尺之篇，曰：审其尺之缓急小大滑涩，肉之坚脆，而病形定矣。盖观上可以知下，察下可以知上，所谓善调寸者，不待于尺，善调尺者，不待于寸也。

人与天地相参也，天地之气，四时迭运，人之脉气，与之息息相应，毫发不爽，故春之脉升，夏之脉浮，秋之脉降，冬之脉沉。宣明五气：肝脉弦，心脉钩，脾脉代，肺脉毛，肾脉石。脉要精微论：天地之变，阴阳之应，彼春之暖为夏之暑，彼秋之忿为冬之怒。四变之动，脉与之上下，以春应中规，夏应中矩，秋应中衡，冬应中权。是故冬至四十五日，阳气微上，阴气微下，夏至四十五日，阴气微上，阳气微下。阴阳有时，与脉为期，期而相失，知脉所分，分之有期，故知死时。微妙在脉，不可不察，察之有纪，从阴阳始，始之有经，从五行生，生之有度，四时为宜。春日浮，如鱼之游在波，夏日在肤，泛泛乎万物有余，秋日下肤，蛰虫将去，冬日在骨，蛰虫周密，君子居室。玉机真脏论：春脉如弦，春脉者，肝也，东方木也，万物之所以始生也，其气来软弱轻虚而滑，端直以长，故曰弦。反此者病，其来实而强，此谓太过，病在外，其来不实而微，此谓不及，病在中。太过则令人善忘[1]，忽忽眩冒而颠疾[2]，不及则令人胸痛引背，下则两胁胠满。夏脉如钩，夏脉者，心也，南方火也，万物之所以盛长也，其气来盛去衰，故曰钩。反此者病，其来盛去亦盛，此谓太过，病在外，其来不盛去反盛，此谓不及，病在中。太过则令人身热而肤痛，为浸淫，其不及则令人烦心，上见咳唾，下为气泄。秋脉如浮，秋脉者，肺也，西方金也，万物之所以收成也，其气来轻虚以浮，来急去散，故曰浮。反此者病，其来毛而中央坚，两旁虚，此谓太过，病在外，其来毛而微，此谓不及，病在中。太过则令人逆气而背痛，不及则令人喘，呼吸少气而咳，上气见血，下闻病音。冬脉如营，冬脉者，肾也，北方水也，万物之所以合藏也，其气来沉以抟，故曰营，反此者病，其来如弹石者，此谓太过，病在外，其去如数者，此谓不及，病在中。太过则令人解㑊，脊脉痛而少气不欲言，其不及则令人心悬如病饥，

---

[1] 善忘：当做"善怒"。

[2] 忽忽眩冒而颠疾：即精神恍惚，若有所失，眩瞀昏晕。

胠中清，脊中痛，少腹满，小便变。脾脉者，土也，孤脏以灌四旁者也，善者不可见，恶者可见。其来如水之流者，此谓太过，病在外，如鸟之喙者，此谓不及，病在中。太过则令人四肢不举，不及则令人九窍不通，名曰重强。平人气象论：平人之常气禀于胃，胃者，平人之常气也，人无胃气曰逆，逆者死。春胃微弦曰平，弦多胃少曰肝病，但弦无胃曰死，胃而有毛曰秋病，毛甚曰今病，脏真散于肝，肝藏筋膜之气也。夏胃微钩曰平，钩多胃少曰心病，但钩无胃曰死，胃而有石曰冬病，石甚曰今病，脏真通于心，心藏血脉之气也。长夏胃微软弱曰平，弱多胃少曰脾病，但代无胃曰死，（代乃脾之平脉，言随四时更代，与代止不同也）软弱有石曰冬病，石甚曰今病，脏真濡于脾，脾脏肌肉之气也。秋胃微毛曰平，毛多胃少曰肺病，但毛无胃曰死，毛而有弦曰春病，弦甚曰今病，脏真高于肺，以行营卫阴阳也。冬胃微石曰平，石多胃少曰肾病，但石无胃曰死，石而有钩曰夏病，钩甚曰今病，脏真下于肾，肾藏骨髓之气也。平心脉来，累累如连珠，如循琅玕，曰心平，夏以胃气为本。病心脉来，喘喘连属，其中微曲，曰心病。死心脉来，前曲后居，如操带钩，曰心死。平肺脉来，厌厌聂聂，如落榆荚，曰肺平，秋以胃气为本。病肺脉来，不上不下，如循鸡羽，曰肺病。死肺脉来，如物之浮，如风吹毛，曰肺死。平肝脉来，软弱招招，如揭长竿末梢，曰肝平，春以胃气为本。病肝脉来，如循长竿，曰肝病。死肝脉来，急益劲，如新张弓弦，曰肝死。平脾脉来，和柔相离，如鸡践地，曰脾平，长夏以胃气为本。病脾脉来，实而盈数，如鸡举足，曰脾病。死脾脉来，锐坚如乌之喙，如鸟之距，如屋之漏，如水之流，曰脾死。平肾脉来，喘喘累累如钩，按之而坚，曰肾平，冬以胃气为本。病肾脉来，如引葛，按之益坚，曰肾病。死肾脉来，发如夺索，辟辟如弹石，曰肾死。诸死脉，皆真脏也。

玉机真脏论：大骨枯槁，大肉陷下，胸中气满，喘息不便，其气动形，期六月死，真脏脉见，乃与之期日。大骨枯槁，大肉陷下，胸中气满，喘息不便，内痛引肩项，期一月死，真脏见，乃与之期日。大骨枯槁，大肉陷下，胸中气满，喘息不便，内痛引肩项，身热，脱肉破䐃，真脏脉见，十日之内死。大骨枯槁，大肉陷下，肩髓内消，动作日衰，真脏未见，期一岁死，见其真脏，乃与之期日。大骨枯槁，大肉陷下，胸中气满，心中不便，腹内痛引肩项，身热，破䐃脱肉，目匡陷，真脏见，目不见人，立死，其见人者，至其所不胜之时乃死。其脉绝不来，若人一呼五六至，其形肉不脱，真脏虽不见，犹死也。所谓不胜之时者，肝见庚辛死，心见壬癸死，脾见甲乙死，肺见丙丁死，肾见戊己死，是谓真脏见皆死。

人以水谷为本，故人绝水谷则死，脉无胃气亦死。所谓无胃气者，但得真脏脉，不见胃气也。所谓真脏脉者，真肝脉至，中外急，如循刀刃责责然，如按琴瑟弦，色青白不泽，毛折，乃死。真心脉至，坚而搏，如循薏苡子累累然，色赤黑不泽，毛折，乃死。真肺脉至，大而虚，如以毛羽中人肤，色白赤不泽，毛折，乃死。真脾脉至，弱而乍数乍疏，色黄青不泽，毛折，乃死。真肾脉至，搏而绝，如指弹石辟辟然，色黑黄不泽，毛折，乃死。诸真脏脉见者，皆死不治也。五脏者，皆禀气于胃，胃者，五脏之本也。脏气者，不能自致于手太阴，各以其时自胃而至于手太阴。邪气胜者，精气衰也，病甚者，胃气不能与之俱至于手太阴，故真脏之气独见。独见者，病胜脏也，故曰死。

迟速者，阴阳自然之性也。人一呼脉再动，一吸脉再动，呼吸定息，脉五动，闰以太息，脉六动，命曰平人。平人者，不病也。阳性急，阴性缓，阳泄则脉数，阴凝则脉迟，数则为热，迟则为寒。十四难：一呼三至曰离经，一呼四至曰夺精，一呼五至曰死，一呼六至曰命经，此至之脉也。一呼一至曰离经，二呼一至曰夺精，三呼一至曰死，四呼一至曰命绝，此损之脉也。

浮沉者，阴阳自然之体也。心肺俱浮，肾肝俱沉，浮而大数者，心也，浮而短涩者，肺也，沉而实坚者，肾也，沉而牢长者，肝也。五难：初持脉，如三菽之重，与皮毛相得者，肺部也，如六菽之重，与血脉相得者，心部也，如九菽之重，与肌肉相得者，脾部也，如十二菽之重，与筋平者，肝部也，按之至骨，举指来疾者，肾部也。阳主外，阴主内，阳泄则脉浮，阴凝则脉沉，浮为在表，沉为在里。病甚者，沉细夜加，浮大昼加，沉细夜死，浮大昼死。阴阳之理，彼此互根，阳位于上而根于下，阴位于下而根于上。阳盛者，下侵阴位而见沉数，不可以为阴旺，阴盛者，上侵阳位而见浮数，不可以为阳旺，是当参伍而尽变也。

代者，数疏之不调也。《灵枢·根结》：一日一夜五十营，以营五脏之精，不应数者，名曰狂生。五十动而不一代者，五脏皆受气，四十动一代者，一脏无气，三十动一代者，二脏无气，二十动一代者，三脏无气，十动一代者，四脏无气，不满十动一代者，五脏无气，与之短期。与之短期者，乍疏乍数也。乍疏乍数者，代更之象，与宣明五气之言代不同也。

呼吸者，气之所以升降也。四难：呼出心与肺，吸入肾与肝，呼吸之间，脾受谷味也，其脉在中。呼则气升于心肺，吸则气降于肾肝，一呼一吸，经脉五动之间，即可以候五脏。气不至于一脏，则脉必代矣。十一难：

吸者随阴入，呼者因阳出，今吸不能至肾，至肝而还，故知一脏无气者，肾气先尽也。由肾而肝，由肝而脾，由脾而心，由心而肺，可类推也。气尽则死，其死期之迟速不应者，仓公所谓安谷者则过期，不安谷者，不及期也。

尺寸者，阴阳之定位也。男女殊禀，阴阳不同，受气既别，诊法亦异。十九难：男脉在关上，女脉在关下。男子尺脉恒弱，寸脉恒盛，女子尺脉恒盛，寸脉恒弱，是其常也。故有男子之平脉，女得之而病作，女子之病脉，男得之而疾瘳，此秉赋之定数也。

医方解

医自岐伯立言，仲景立法，百世之师也，后此惟思邈真人祖述仲景《金匮》之法，作《千金》之方，不失古圣之源。其余方书数百种，言则荒唐而讹谬，法则怪妄而差池。上自东汉以来，下自昭代（对本朝之颂称）以还，著作如林，竟无一线微通者。

今之庸愚，习用诸方，如四物、八珍、七宝、六味、归脾、补心滋肾养营之类，纷纭错出，不可胜数。是皆无知妄作，误人性命，而下士奉行不替（止）。百世不生圣人，千里不产贤士，何凌夷以至于斯耶！

惊悸之证，其在伤寒，皆得之汗多阳亡。惟少阳之证，相火郁发，或以汗下伤阴，甲木枯槁，内贼戊土，乃有小建中、炙甘草证，重用芍药、生地，以清相火。至于内伤虚劳，惊悸不寐，俱缘水寒土湿，神魂不藏，无相火上旺而宜清润者。即其千百之中偶而有之，而究其脾肾，终是湿寒。严用和贸昧而造归脾之方，以补心血。薛立斋又有丹皮栀子加味之法。张景岳、赵养葵、高鼓峰、吕用晦，更增地黄、芍药之辈。复有无名下士作天王补心丹，肆用一派阴凉。群儿醉梦不醒，成此千秋杀运，可恨极矣！

夜热之证，因阴旺土湿，肺胃不降，君相失根，二火升泄。钱仲阳乃作六味汤丸，以滋阴亏。薛氏推广其义，以治男女劳伤，各种杂病。张氏、赵氏、高氏、吕氏，祖述而发扬之。遂成海内恶风，致令生灵夭札，死于地黄者最多，其何忍乎！下至二地、二冬、龟板、黄柏诸法，不可缕悉。

究其源流，泻火之论，发于刘河间，补阴之说，倡于朱丹溪。二悍作俑，群凶助虐，莫此为甚！

足之三阳，自头走足，凡胸胁壅满，上热燔蒸，皆足阳明少阳之不降也。李东垣乃作补中益气之方，以升麻、柴胡升胆胃之阳，谬矣，而当归、黄芪，亦复支离无当。薛氏辈效尤而习用之，遂成不刊之法。

风寒之证，仲景之法备矣。陶节庵妄作九味羌活之法，杂乱无律，而俗子遵行，天下同符，弃圭璧而宝碔砆（似玉之美石），那可解也。

诸如此类，连床充栋，更仆难明。昔徐世绩少年作无赖贼，逢人则杀，检阅古今方书，何其无赖贼之多而仁人君子之少也。设使贾太傅（西汉·贾谊）尚在，不知如何痛哭矣！

素灵微蕴卷三

齁喘解

赵彦威，病齁喘，秋冬病作，嚏喷涕流，壅嗽发喘，咽喉闭塞，呼吸不通，腹胀呕吐。得后泄失气，稍差胀微，则病发略减。少时素患鼻渊。二十余岁，初秋晚食后，偶因惊恐，遂成此病，自是不敢晚饭。嗣后凡夜被风寒，或昼逢阴雨，或日昃饱哕，其病即发。发则二三日，或八九日、二十余日方愈。病十二年矣。

此其素禀肺气不清。肺旺于秋，主皮毛而司收敛，肺气清降，则皮毛致密，风寒不伤。肺气郁升，皮毛蒸泄，凉风一袭，腠理闭敛。肺气膜塞，逆冲鼻窍，鼻窍窄狭，奔气迫促，出之不及，故嚏喷而下，如阳郁阴中，激而为雷。肺气遏阻，爰生嗽喘。津液堙瘀，乃化痰涕。

此肺气上逆之病也，而肺逆之原，则在于胃。脾以太阴而主升，胃以阳明而主降。经脉别论：脾气散精，上归于肺，是脾之升也。逆调论：胃者，六腑之海，其气下行，是胃之降也。盖脾以阴体而抱阳气，阳动则升，

54

胃以阳体而含阴精，阴静则降。脾升则肝气亦升，故乙木不陷，胃降则肺气亦降，故辛金不逆。胃气不降，肺无下行之路。是以逆也。

肺胃不降，病在上焦，而究其根本，则缘中气之虚。中气者，阴阳升降之枢轴也。盖太阴以湿土主令，阳明从燥金化气，中气在太阴阳明之间，和平无亏，则阴不偏盛而阳不偏衰，燥不偏虚而湿不偏长，故脾胃转运，升降无阻。中气虚损，阴旺湿滋，埕郁不运，则脾不上升而清气常陷，胃不下降而浊气常逆，自然之理也。

饮食入胃，脾土温燥，而后能化。阴盛土湿，水谷不消，中焦壅满，是以作胀。胀则脾气更陷而胃气更逆，一遭风寒，闭其皮毛，肺气郁遏，内无下达之路，外无升泄之孔，是以冲逆咽喉，而病嗽喘。雨降则湿动，日暮则阴隆，病所以发也。日昃阳衰，阴停不化，中气一郁，旧证立作，故不敢晚饭也。吐泄去其陈宿，中脘冲虚，升降续复，故病瘥也。是其虚在中气，而其起病之时，则因木邪。以五情之发，在肾为恐，在胆为惊。胆以甲木而化相火，随戊土下行而温癸水，相火蛰于癸水之中，肾水温暖则不恐，胆木根深则不惊。平日湿旺胃逆，相火之下蛰不秘，一遇非常之事，动其神志，胆木上拔而惊生，肾水下沦而恐作。己土侮于寒水，故脾气下陷，戊土贼于甲木，故胃气上逆。初因惊恐而病成者，其故如是。奇病论；惊则气上，举痛论：恐则气下，上下反常，故升降倒置，此致病之原委也。

法当治中以培升降之用，燥土而拨转运之机，所谓发千钧之弩者，由一寸之机，转万斛之舟者，由一柈之木也。

南齐·褚澄有言：上病治下。凡病水火分离，下寒上热，不清心火，而温肾水，较之庸工，颇为得矣，而总不如治中。中者，坎阳离阴交媾之媒。此义得之《灵》《素》，读唐宋以后书，未易生兹妙悟也。

齁证即伤风之重者。感冒之初，内有饮食，外有风寒，法宜理中而兼发表。表解后，温燥水土，绝其寒湿之根。盖饮食未消，感袭风寒，湿土堙瘀，肺气不降。风闭皮毛，内郁莫泄，表里皆病，故内外兼医。

彦威病用燥土疏木、温中降浊之剂，茯苓、甘草、干姜、细辛、橘皮、半夏、桂枝、砂仁，十余剂，不再作。

吐血解

钱叔玉，初秋农事过劳，痰嗽唾血，紫黑成块，一吐数碗，吐之不及，上溢鼻孔。肌肤生麻，头痛寒热，渴燥食减，出汗遗精，惊恐善忘，通夜不瞑，胸腹滞痛，气逆作喘。朝夕倚枕侧坐，身欹血遂上涌。天寒风冷，或饮食稍凉，吐血更甚。右脚热肿作痛，大便溏滑。

此缘中焦阳败，水陷火飞。肺主气，肝主血，而气根于心，血原于肾。《管子》：南方曰日，其气为热，热生火与气，北方曰月，其气为寒，寒生水与血。心火清降，则化肺气，肾水温升，则化肝血。血升而化火，故水不下注，气降而化水，故火不上炎。气降而不至于陷泄者，血温而升之也，血升而不至于逆流者，气清而降之也。水木不能温升，则下病遗泄，火金不能清降，则上病吐血，理有固然，不足怪也。

水陷火飞，是谓未济，而交济水火，其职在中，中者，四维之枢也，中气运则脾升而胃降，脾土左升，肝血上行而化心火，阳气发生，故精不下走，胃土右降，肺气下行而化肾水，阴气收敛，故血不上溢，《子华子》所谓上水而下火，二气升降，以相济也。中气不运，肝脾下陷而肺胃上逆，水火分离，冰炭不交，此遗精吐血之原也。后世庸工，于亡血失精之理，茫乎不解，或用清凉，或事敛涩，阳败土郁，中气不转，火愈飞而水愈陷，是拯溺而锤之以石，救火而投之以薪也，不极不止耳。

气藏于金，血藏于木，而溯厥由来，总化于土。以水谷入胃，中气健旺，泌糟粕而蒸津液，化其精微，上

注于肺，肺气宣扬而洒布之。慓悍者，化而为阳，行于
脉外，命曰卫气，《灵枢·决气》：上焦开发，宣五谷味，
熏肤，充身，泽毛，若雾露之溉，是谓气也。气者，水
之源也。精专者，化而为阴，行于脉中，命曰营血，《灵
枢·决气》：中焦受气取汁，变化而赤，是谓血也。血
者，火之本也。劳苦动其中气，络脉伤则血溢，《灵枢·
百病始生》；卒然多食饮则肠满，起居不节，用力过度则
络脉伤，阴络伤则血内溢，血内溢则后血，阳络伤则血
外溢，血外溢则衄血。中气未败，一衄即止，中气亏败，
肺胃常逆，则血之上溢，遂成熟路，是以横流不已。衄
出于鼻，来自肺脏，吐出于口，来自胃腑，血之别道上
溢者，来历不同，而其由于肺胃之不降，一也。其一溢
而即吐者，血色红鲜，其离经瘀停，陈宿腐败，而后吐
者，则成块而紫黑也。

　　肺气下降，而生肾水，而肾水之中，又含肺气，越
人八难所谓肾间动气，呼吸之门也。平人呼则气升于肺
金，吸则气降于肾水，息息归根，故嗽喘不作。胃土上
逆，肺失收降之令，气不归水而胸膈壅遏，故冲激而生
嗽喘也，肺胃不降，则胆火不得下行，金火燔蒸，故发
热汗出。而风寒外束，卫气不达，是以恶寒。阳衰土湿，
水谷不消，而食寒饮冷，愈难腐化，中焦壅满，肺胃更
逆，故血来倍多。风闭皮毛，肺腑郁阏，故嗽喘增加而

血来益甚，肺气堙瘀，津液凝结，故痰涩浮生。阳气静藏则为寐，肺胃不降，阳气升泄，蛰藏失政，故夜不成寐。胆火虚浮，不根于水，心神浮散，不藏于精，故善惊而善忘。君相皆升，寒水独沉，肾志沦陷，是以恐也。脾胃凝滞，中气不能四达，故经络闭塞而为麻。缘卫气壅塞，郁冲于汗孔之中，不得畅行，故簌簌麻生，如万针错杂而攒簇也。阳气下降，先至右足，阳气不降，经脉淤滞，故右脚肿痛。营卫梗阻，故郁而生热。不降右足而逆冲头上，故头痛也。总之，中气不运，则升降之源塞，故火炎于上，水流于下，木陷于左，金逆于右，而四维皆病。

法宜补中而燥土，升陷而降逆。阳回湿去。谷神来苏，中枢已运，四维自旋，随推而转，因荡而还，水火金木，皆得其处而安其常。然后阴营其脏，阳固其腑，气充而不盈，血满而不溢，鳞飞羽伏，各复其太和之天已。

叔玉病失血年余，已数十日不卧。自来医方，失血、遗精、惊悸、嗽喘，皆用清润之法，未有知其阳亏湿旺者。百不一生，千秋不悟，既非彻识，安能洞详。用燥土降逆、温中清上之品，茯苓、甘草、半夏、干姜、丹皮、牡蛎、桂枝、白芍，月余病愈。

庸工误解本草，谓血证最忌半夏，由其不知医理也。

惊悸解

陈梦周，患作酸嗳气，头晕耳鸣，春季膈热，火升头痛，手麻惊悸，不寐善忘，左乳下跳动不息。每午后膝冷病作，鸡鸣膝温而轻，平旦膝暖而差。服燥土疏木之药，饱食甘寝，但胸有火块，游移上下左右，时时冲击微痛，心跳未已。初秋膝冷又发，项脊两肩作痛，面颧浮肿，喷嚏时来，四肢拘急，心跳连脐，遍身筋脉亦动。八月后睡醒口苦，舌根干燥，每夜鸡鸣膝冷病作，午后膝温而轻，日夕膝暖而差。病来计粒而食，饮啖稍过，胀闷不消，滞气后泄。略啖瓜果，便觉腹痛。食粥则吐稀痰，晚食更多。

此缘土湿不运，阳气莫藏。心藏神，肾藏精，人之虚灵善悟者，神之发也，睹记不忘者，精之藏也。而精交于神，神归于精，则火不上炎，水不下润，是谓既济。精不交神，则心神飞越，不能知来，神不归精，则肾精驰走，不能藏往，此善忘之由也。精根于神，及其右降而为金，则魄俱而精生，神根于精，及其左升而为木，则魂成而神化，《子华子》所谓精秉于金火而气谐于水木也。今火炎于上，则金被其克而不降，水润于下，则木失其政而不升矣。

木自东升。《尚书·洪范》：木曰曲直，曲直作酸。曲者，木气之不直也。木性直遂升达，发荣滋畅，故不作酸，曲折抑郁，不得直上，则盘塞地下，而克脾土。土困不能消化水谷，故变稼穑甘味，腐而为酸。土主五味，其味为甘，一得木气贼伤，则甘化而为酸也。以五行之气，阳降阴升，则水旺而为寒，阳升阴降，则火旺而为热，阴方升而阳方降，则金旺而为凉，阳方升而阴方降，则木旺而为温。阳之动，始于温而盛于暑，阴之静，始于凉而盛于寒。物惟温暖而加覆盖，气不宣扬，则善酸，方热、既凉、已寒，不作此味。譬之釜水，薪火未燃，是水之寒，火燃未沸，是木之温，炉红汤沸，是火之热，薪尽火熄，是金之凉。后世庸工，以酸为热，岂有鼎沸而羹酸者乎。

悸者，乙木之郁冲，惊者，甲木之浮宕。乙木之枝叶敷舒于上，甲木之根本栽培于下，则惊悸不生。乙木不能直升，枝叶上郁，肝气振摇，则善悸，甲木不能顺降，根本下拔，胆气虚飘，则善惊。

头耳者，少阳胆经之所络也。甲木下降，则浊气退藏，上窍清空，甲木上逆，浊气升塞，故头晕而耳鸣，甚则壅遏而头痛也。胆气上溢则口苦。奇病论：肝者，中之将也，取决于胆，咽为之使，此人数谋虑不决，故胆气上溢而口为之苦。胆木化气于相火，相火上炎，故作苦也。相火下蛰则水温，甲木失根，火泄水寒，是以膝冷。相火逆升，是以膈热。甲木冲击，是以胸痛也。

金自西降。《尚书·洪范》：金曰从革，从革作辛。革者，金气之不从也。金性从顺降敛，清凉肃静，故不作辛，革碍郁遏，不得从下，上被火刑，则生辛味。肺主气而司皮毛，肺气郁升，收令不遂，皮毛疏泄，感袭风寒，则生嚏喷。以肺主呼吸，而呼吸之气，直达肾水，故肾水之中，亦有肺气，越人八难所谓肾间动气，呼吸之门也。吸随阴入，呼因阳出，肺心为阳，肾肝为阴，四难：呼出心与肺，吸入肾与肝。一呼自肾而至肺，一吸自肺而至肾，其息深深，故喷嚏不作。肺气不降，而皮毛不阖，积郁莫泄，逆冲鼻窍，鼻窍迫狭，出之不及，故作喷嚏，如药在炮中，激而为响也。肺气逆行，横塞肩脊，故作痛，壅阏头面，故作肿也。

左右者，阴阳之道路也。木陷于左，金逆于右，阴阳之道路塞矣，而不可徒求之左右，必责中气之虚。胃为阳土，脾为阴土，阳土顺降，阴土逆升。脾升则平旦而后乙木左升，胃降则日夕而后辛金右降，木升则阳气发生而善寤，金降则阳气收藏而善寐。脾土不升，则木郁于左而清昼欲寝，胃土不降，则金郁于右而终夜不睡。寤寐者，卫气所司，卫气昼行于阳，夜行于阴，阳尽则寐，阴尽则寤，随中气而出入也。胃土不降，收气失政，卫气不得入于阴，常留于阳，留于阳则阳气盛，不得入于阴则阴气虚，故目不瞑。阴气虚者，阴中之阳气虚，非精血之亏损也。盖阳动而阴静，静则睡，动则醒，卫不入阴，阳泄而失藏，浮动无归，故不能寐。孤阴无阳，故曰阴气虚也。胃土不降，由于太阴之湿，《灵枢·邪客》有半夏秫米之法，半夏降逆，秫米泻湿，（秫米即高粱米，善泄湿气）。深中病情。仲景而后，此义不传矣。

肝藏魂，肺藏魄，《灵枢·本神》：随神往来谓之魂，并精出入谓之魄。以神发于魂，肝之魂生则胎心神，故魂含子气而知来，精产于魄，肺之魄结则孕肾精，故魄含子气而藏往。胃土上逆，肺金不降，阴魄浮升，不能并肾精下蛰，故往事遗忘而不藏也。

中气运转，脾阴升动，则饮食磨化。湿旺脾郁，饮食不化，故过啖则胀。《子华子》：流水之不腐，以其逝也。水谷陈宿，脾土郁陷，抑遏乙木，不得发扬，故瘀生酸味。肝气不达，而时欲发舒，故当脐而跳。中气不转，胸腹闷塞，故上嗳而下泄也。左乳下者，胃之虚里，《素问·平人气象》：胃之大络，名曰虚里，贯膈络肺，出于左乳下，其动应衣，宗气泄也。宗气在胸，降于少腹，平人喘息，动见少腹者，宗气之升降也。胃气既逆，肺无降路，宗气不能下行，故横冲于虚里，失其收敛降蛰之性，泄而不藏，故曰泄也。此与心下之悸动异委同源，木不得直升，则动在心下，金不得顺降，则动在乳下，总缘胃气之上壅也。肺胃升填，收令莫行，甲木莫由下达，相火溧越，是膝冷髓寒之本。阳衰土湿，再以薄粥助之，故气滞痰生。得之日晚湿旺之时，故痰涎愈多。四肢秉气于胃，脾病不能为胃行气于四肢，故拘急而生麻。寒水侮土，中气愈滞，故膝冷则病作。

阳气春升而秋降，阴气春降而秋升，一日之中，亦分四时，其阴阳升降，与一岁相同。《灵枢·根结》：发于春夏，阴气少，阳气多，发于秋冬，阳气少，阴气多。春阳上升，则地下之阴多，故阳升之时，午后阴升而膝冷，秋阳下降，则地下之阳多，故阳降之时，鸡鸣阴降而膝冷。《素问·厥论》：阴气起于五指之里，阳脉者，集于膝下而聚于膝上，故阴气盛则从五指至膝上寒。其寒也，不从外，皆从内也。

膝膑者，溪谷之会，机关之室，精液之所朝夕也。寒水归壑，流注关节，故膝膑寒冷，所谓肾有邪而气流于两腘也。

治法惟宜燥土。土居二气之中，以治四维，在阴而阴，在阳而阳，随四季而递变。土旺则上清下温，升左降右，稍助其推迁，而南北互位，东西贸区，静与阴同闭，动与阳俱开，成然寐，遽然觉，经目而讽于口，过耳而识于心，泰山崩而色不变，迅雷震而心不摇，神宇泰定，诸病俱消矣。

惊悸之证，阳败土湿，后世庸工，以为阴亏，归脾、补心诸方，谬妄极矣。梦周平日强记善睡，涉秋病作，服归脾、六味诸药，大损眠食，惕然惊悸，通夜不寐。年逾六十，中气衰弱，而常服滋润，伐其微阳，神思荒浪，欲作皋落国人。其老矣，何以堪此哉！

《宋书》：谢晦与檀道济将发荥阳，晦其夕悚动不眠，道济就寝便熟。何其胆壮如是？是宜泻湿降逆，以培甲木，甲木根深，自当宠辱不惊。

世之医士，未穷梦觉之关，神浮于上而散以远志，阳败于中而伐以地、冬，火灭于下而泻以栀、柏，彼直真梦者矣，何以使梦者之觉乎。悲夫！

晋唐而后，世阅人而为世者多矣。但守窔奥（室之东南隅曰窔，西南隅曰奥）之萤烛，不仰天庭之白日，是使长夜杳杳，千秋不寤。己且未觉，而偏能觉人？设遇伤寒少阴善寐之证，又能使人长睡不觉矣，可胜叹哉！

悲恐解

邵熙伯，病惊悸悲忧，二十年中，病凡四发。初发四月而愈，后发愈期渐晚，或至数年。发则数月不食不寝，饭至疑有毒药，绝粒不尝。便数遗精，多欲好淫，膝冷心凉，欠伸太息，忧愁思虑，惊惧悲惋，常恐见杀，尸碎体分，逢人求救，屈膝衰恳，独处则泣下沾衣。时或自刭几死，使人守之，静夜磨筓自刺，室中锥刀绳索之类，尽为收藏，乃私服大黄，泻下求死。凡诸病象，每发皆同。

此缘火败土湿，金水俱旺。肝之气为风，心之气为热，脾之气为湿，肺之气为燥，肾之气为寒，此五脏之气也。肝之志为怒，心之志为喜，脾之志为忧，肺之志为悲，肾之志为恐，此五脏之志也。凡一脏之气偏盛，则一脏之志偏见，悲者燥金之气盛，恐者寒水之气盛，忧思者湿土之气盛也。肝木主生，肺金主杀，木囚火灭，金燥无制，则杀机常动，方盛衰论：肺气盛则梦见斩血籍籍。人于醒后，神气浮动，脏真之盛衰，不能自觉。寐而神气宁谧，静中独觉，故脏中之盛衰，形而为梦，《谭子》所谓醒不灵而梦灵也。梦中觉者，盛未极也，盛之极则不梦而亦觉之。金旺木枯，但觉杀气之烈，而无生意之萌，肢骸分裂，恍在目前，故时欲自刭，冀得完尸而死，金旺则欲哭，是以悲涕流连也。（《金匮》：妇人脏燥，喜悲伤欲哭，是其肺金之燥也）金为水母，燥金生其寒水，是以恐作。盖人之五志，神气升达则为喜，将升未升，喜之弗遂，则郁勃而为怒，精气沦陷则为恐，将陷未陷，恐之欲生，则凄凉而为悲。木火衰而金水旺，故有悲恐而无喜怒，水寒则火灭，金燥则木伤故也。

　肾主蛰藏，肝主疏泄，火泄水寒，不能温养肝木，而水泛土湿，陷遏乙木升达之气，生发不遂，则愈欲流泄，其性如是。遇夜半阳生，宗筋一举，则梦交接。木能疏泄而水不蛰藏，是以精遗。温气常陷，不得升达而化君火，是以好淫，总缘生气之失政也。精藏于肾，水藏于膀胱。脉要精微论：水泉不止者，是膀胱不藏也。膀胱之藏泄司于三焦，《灵枢·本输》：三焦者，入络膀胱，约下焦，实则闭癃，虚则遗溺。然水道之通塞虽在三焦，而其疏泄之权实在乙木。以相火秘藏，肾水温暖，则肝气升达，膀胱清利，疏泄适中，而小便常调。相火不秘，泄于膀胱，肾寒不能生木，郁陷而欲疏泄。火旺膀胱热涩，泄而不通，火衰则膀胱寒滑，泄而不藏。人之大恐而便溺俱下者，水寒火败而木气陷泄也。

　胆以甲木而化相火，亦与三焦同归癸水，根深蒂固，则惊骇不生。三焦陷泄，甲木逆飘，胆气虚浮，故生惊骇。相火者，君火之佐，相火败而君火熄，寒水上凌，故病心凉。四气调神论：逆夏气则太阳不长，心气内洞，夏为寒变。以夏暑之月，而热火变为寒灰，至于三时（三秋之月），则霜雪不能喻其冷，汤火不能使之温矣。君火失职，阳不归阴，则卫气常浮，夜不成寐。人之卫气，日行阳经二十五度，夜行阴脏二十五度。其行于阳也，常以平旦从足太阳而出于内眦，其行于阴也，常以日暮从足少阴而入于阴分。卫气入阴，则火交于水，神归于精，一身之阳气，悉退于至阴之中，群动皆息，是以能寐。卫不入阴，魂神飞宕，故终夜不寝。卫气入阴，原于胃气右降，金水收藏，胃土不降，收藏失令，是以卫浮而不入也。

阳明胃气，下行则开，上行则闭。脾胃为仓廪之官，人之食下者，仓廪开也，胃土上逆，仓廪不开，故食不下咽，下咽则呕。胃土不降，全因于湿。火败不能生土，寒水泛滥，入土化湿，金旺木枯，土邪无制。湿土司气而风木不承，中气于是不运，故升降倒行，胃土上逆而废饮食，脾土下陷而善忧思也。湿土在中，水冷金凉，木衰火熄，变生诸证，奇诡异常，而实非怪病。

治法以燥土为主，而温暖金水，长养木火。使恐化为怒，悲转为喜，则脏气平均，情志调和矣。

《吕氏春秋》：齐王疾痏，（灸瘢也，谓灸后病癞）使人之宋迎文挚，文挚至，谓太子曰：王之疾，必可已也。虽然王之疾已，则必杀挚也。太子曰：何故？文挚曰：非怒王则疾不可治，王怒则挚必死。太子顿首强请曰：苟已王之疾，臣与臣之母以死争之于王，王必幸臣与臣之母，愿先生勿患也。文挚曰：诺。请以死为王。与太子期而将往，不当者三，齐王固已怒矣。文挚至，不解履登床，履王衣。问王之疾，王怒而不与言。文挚因出，辞以重王怒。王怒而起，疾乃遂已。王大怒，将生烹文挚。太子与王后争之而不能得，文挚遂烹焉。

《东汉书》：一郡守病，华佗以为盛怒则瘥，乃多受其货而不加功。无何弃去，又留书骂之。太守果大怒，使人追杀之。不及，因瞋恚，吐黑血数升而愈。

熙伯病与此同。盖木虚不能制土，土之湿盛则善思，金燥则善悲，水寒则善恐，水寒不能生木故不怒，木枯不能孕火故不喜。怒则木旺而克土，生火而克金，土位之下，风气承之，则土燥而克水，故病可已。熙伯病先发时，将愈必有怒色，经所谓思伤脾，怒胜思者，至理不爽也。第其胆破魂亡，百计激之，绝不敢怒。用燥土培木、温金暖水之剂，十余日后，小有不快，怒气勃然，遂瘥。

飧泄解

崔季长，素病腿膝寒冷，日暮环脐腹痛，胀满作泄，阳痿肩寒，服燥土疏木药愈。夏初童试，劳倦病发，吐黑血数日，饮食不甘，胀满吐泄，腹中郁热，积块坟起，泄则气块宣鸣而下，小便红涩，日夕脐腹痛连左胁，往来寒热，作酸嗳气，壅嗽生痰，四肢酸凉，膝股如冰，时常倦睡，夜卧腘中作痛，仰卧冲气上奔，左侧冲气横塞，满腹剧痛，惟右胁着席。

此缘水寒土滞，金木结辖。人身脐居上下之间，太阴阳明之中气也。中气盛则运，衰则滞，运则清虚，衰则胀塞，《关尹子》所谓实即虚而虚即实也。饮食入胃，脾土消磨，中气运行，是以不胀。水谷腐化，精华升而渣滓降，津液渗于膀胱，渣滓传于二阳，便溺分途，故前不至淋而后不至泄。阳衰土湿，不能蒸水化气，而与渣滓并注二肠，水渍湿旺，脾气郁陷，抑遏乙木，不得升达，木气郁冲，故作痛胀。木性升泄，遏于湿土之下，冲突击撞，不得上达，则下走二肠，以泄积郁。水在二肠，不在膀胱，故乙木冲决，膀胱闭塞而大肠泄利也。《灵枢·口问》：中气不足，溲便为之变，正此义也。盖脾胃者，仓禀之官。脉要精微论：仓禀不藏者，是门户不要也。肾开窍于二阴，是为胃之关门。肾以癸水居土之下，心以丁火居土之上，而水交于火，则浊气下降而上不热，火交于水，则清气上升而下不寒。阴阳应象论：寒气生浊，热气生清。火不上热，则浊生而右降，水不下寒，则清生而左升，浊气在下，故上不胀，清气在上，故下不泄。而水火之交，全恃乎土，土者，如车之输，如户之枢，四象皆赖以为推迁。《子华子》：阳之正气，其色赤，阴之正气，其色黑。上赤下黑，左青右白，黄潜于中宫，而五运流转，故有输枢之象焉。输枢运则火下炎而浊降，水上润而清升，是以坎离独斡乎中气。土虚则鸟飞而上，鱼动而下，火则上炎，水则下注，浊气在上，则生膜胀，清气在下，则生飧泄。

胀泄者，太阴脾土之湿盛也。土生于火而败于水，火旺则阳明盛而湿亦化燥，水旺则太阴盛而燥亦化湿。燥则运行，湿则滞塞，运行则谷消而便坚，滞塞则完谷而后泄。调经论：志有余则腹胀飧泄。肾藏志而气寒，志有余者，寒水泛滥，入土化湿，木郁风动，是以胀泄并作也。

太阳以寒水主令，手太阳化气于寒水，故丁火常热而丙火常清，少阴以君火主令，足少阴化气于君火，故癸水常温而壬水常寒，今癸水反寒而壬水反热，此以下焦之火泄也。《灵枢·本输》：三焦者，足太阳少阴之所将，太阳之别也，并太阳之正，入络膀胱，约下焦，实则闭癃，虚则遗溺。三焦之火，秘于肾脏，则腑清而水利，泄于膀胱，则腑热而溺涩。以水性蛰藏，木性疏泄，相火内秘，癸水温暖，此乙木生发之根。火败水寒，乙木不生，益以湿土陷遏，生发不遂，而愈欲疏泄，故相火离根，泄于膀胱。乙木常陷，则肾精不藏，泄而不通，则小便不利。此癸水寒滑，壬水热涩之原也。

三焦之火，随太阳寒水下行，秘于癸水而不泄者，寒水蛰藏之力也。手之六经，皆行于手，惟三焦之下腧在足太阳之前，出于腘中，下贯腨肠，而入于外踝。肾得此火，癸水温暖，故骨髓不寒，二十四难所谓少阴冬脉，伏行而温于骨髓也。火泄髓寒，则腿足不温。膝膑者，溪谷之会，寒水下流，溪谷凝冱，故膝冷倍常也。足太阳入于腘之外廉，脉动委阳，足少阳出于腘之内廉，脉动阴谷，经络寒冱，血涩而筋急，夜卧寒增而气滞，故相引而痛也。

寒水不生乙木，筋脉失荣，故病阳痿。肝主筋而脉循于阴器，前阴者，筋之聚，故名宗筋。木生于水而长于土。痿论：阳明者，五脏六腑之海，主润宗筋。阴阳总宗筋之会，会于气街，而阳明为之长。足之三阴、阳明、少阳、冲、任、督、跷九脉同会于宗筋而独长于阳明者，以阳明为多气多血之经。气以煦之，血以濡之，筋脉滋荣，则坚硬不痿。水寒土湿，生长失政，木气菀槁，故阳痿而囊缩也。

寒热者，阴阳胜复之故，属在少阳。少阳居二阳三阴之中，半表半里，午后阴长阳消，阴盛而侵阳分，表闭而寒来，阳复而侵阴分，里郁而热来。胜复迭乘，则往来寒热。凡病一见寒热，是为外阳内阴二气不和。表里阴盛，则但寒而不热，表里阳盛，则但热而不寒，里阴表阳均势相争，则见寒热。从此阴胜阳奔，乃至惟有恶寒。抑三阴而扶二阳，当为预计也。

肝胆不调，总由土湿。土湿则脾陷而胃逆，脾陷则乙木不升而郁冲于下，胃逆则甲木不降而郁冲于上。木位于左，故痛连左胁。肝胆左郁，故气结而作酸。土困木贼，故脐腹作痛也。胃逆则肺无降路，刑于胆火，而病嗽咳。

肺司气而主声，《关尹子》：金坚故实为五声。以肺之为体，孔窍玲珑，清气飘扬，冲而不盈，呼之则气升于颠，吸之则气降于踵，息息归根，孔窍无阻，是以不嗽。肺气逆升，冲于孔窍，窍阻气塞，则嗽而出之，故戛然而鸣。生气通天论所谓秋伤于湿，上逆而咳者，正谓此也。

人身之气，足阳明化气于燥金，手太阴化气于湿土者，常也。燥胜其湿，则肺金收降，湿胜其燥，则肺金郁升。今手太阴化己土之湿，足阳明不化庚金之燥，胃土上逆而湿气埋塞，则津液瘀浊而化痰涎，日见其多耳。土困于中，而四维皆病。

治法燥土暖水，疏木达郁，清金降逆。水温土燥，则土气回旋，木升金降，痰消而嗽止，水利而便调矣。

季长病泄半载，为庸医误药，已至危急。用温中燥土、暖水达木之方，腹中滞气，一啜而散，阳气浸淫，见于眉宇之间，数剂泄止。

庸工以胀泄为脾气之散，用五味、木瓜、山萸、芍药诸品。中气郁结，而再服酸收，是益其源而障其流也。至于十全大补一方，真俗腐之妄作，人每用以治泄利，不通之至！

肠澼解

田西山，乡试旅中饮冷露卧，因病下痢，日百余次。少腹痛坠，绕脐气块如石，数道上攻，左胁更甚，痛叫不已，胸膈若烧，肛门如烙，小便热涩，气街大筋突起，跳动鼓指，发手热气下于两股，状如汤沃，阳缩囊绉，蜷卧膝冷，谵语离魂，不食数日矣。

此其中焦寒湿，上下俱热。常人胃土右降，则甘饮食，脾土左升，则化水谷，胃降则甲木不逆，脾升则乙木不陷，木气无郁，故上下冲和，痛胀不生。饮食寒冷，伤其脾阳，不能蒸水化气，水谷并下，注于二肠。水气浸淫，脾土湿陷，抑遏乙木，不能升达，肝气郁冲，故生痛胀。木以升泄为性，既不上达，则下决二阴，以泄粪溺。水在二肠，不在膀胱，故小便不开而大便不阖。水去土燥，肝脾升运，泄利自止。脾阳陷败，寒湿愈增，则泄利不止，遂便脓血。盖乙木直升，糟粕顺下，隧道无阻，故脂血不伤。乙木郁陷，滞气梗塞，糟粕不能顺行，脂血摧剥，与之俱下，是以作痛。君火胎于乙木，温气陷遏，不得上化君火，故生下热。湿邪淫蒸，脂血腐化，是以成脓。乙木陷于大肠，沉坠不升，是以后重。久而脂血伤残，刮迹而去，侵及脏腑，中气溃败，是以死也。

阳明以戊土而化燥金，金燥则能收降，故阳明之气，善于下行。太阴之湿，胜其阳明之燥，则脾既下陷，胃亦上逆。胃逆则甲木无下行之路，甲木化气于相火，相火上炎，是以胸膈烦热。君相同气，二火燔腾，心神扰乱，是以谵语。胆木失根，相火郁升，营血不谧，是以魂离。胆位于左，经络痞塞，是以结梗，下行无路，是以逆冲而上也。

气冲者，阳明动脉，在毛际之旁，腿腹之交。阳明之气，不遂其下行之性，故气冲（即气街）郁蓄，而生跳动。《灵枢·百病始生》：虚邪之中人也，其着于伏冲之脉，揣之应手而动，发手则热气下于两股，如汤沃之状。痿论：冲脉者，经脉之海，主渗灌溪谷，与阳明合于宗筋。阴阳总宗筋之会，会于气街，而阳明为之长。阳明多气多血，而冲脉又与诸筋总会阳明之气街，穴腧充满，故气街之动脉常大。伏冲即冲脉之深而在脊者，风寒袭于冲脉，郁其经气，盛满莫容，走阳明而归气街，是以跳动鼓指也。是其上热在于少阳，下热在于厥阴，而上下郁热之根，则由己土之湿，土湿之故，则由癸水之寒。

后世庸工以为痢证无寒，不知其热并不在于中焦，况三焦皆寒，上下无热者亦复不少，而以硝黄重泻胃气，湿寒愈增，轻则生鼓胀之病，重则死矣。大凡新秋病痢，皆暑夏生冷之所伤，俗医以为暑邪，而用寒攻，无有不误者也。

治法当泻土湿而疏木郁，其热盛者，凉行其滞，其寒盛者，温行其结。令其脾燥肝升，凝结通达，瘀清腐扫，脂血调和，则痛坠全瘳，脓血弗下矣。至于历代医书痢证诸方，荒唐不经，未足深辨也。

西山平素尚俭，量腹而食，度身而衣，病不服药，已至危剧。诊之尚可救挽，而自分不起，意欲勿药。谓半月以来，神魂迷离，精魄荒散，窃觉病势已革，卢扁复生，恐难为力。君且莫喧，以扰余心。仆与西山童稚交善，解而慰之曰：今卢扁在此，公未见知耳。若得灵药一匙，即可返魂，勿恐。用燥土温中、行瘀散滞、清胆达木之方，强而饮之。一服而瘥，遂不再服。月余扶杖而行，善饥善后，食入俄项即下。问何以故？仆闻语大笑：公少服药数剂，此成洞风矣。《史·仓公传》：阳虚侯相赵章，齐淳于司马皆尝病此。公脾土未调，土郁风旺，疏泄水谷，肠胃空洞，风木不达，中气难复也。问此可无患恐之？曰：赵章之病，仓公以为法五日死，公尚无子，那可惜此小费，为后世嗤耶！曰：淳于司马何以不死？吾命在天，不在吾子之手。言之再四不听，如此数月，后竟无恙。但右手战麻，写字艰难，每为考试所苦，终不服药也。

脾胃解

业师于子蓬，司铎金乡，录证来问：自来饮食不多，今止三分之一，稍多即伤食泄利，鱼肉绝不思食，食枣数枚即发热，食柿饼半枚即欲泄，陪客茶多，晚即不寐，不食晚饭十余年矣。饮食调适，终日不唾，若晚饮杯酒，略服温燥，则痰唾黏联，长如唾丝，睡即涎流，大便成粒。每晚将睡，必思登溷，小便短少，夜醒必溺，五更水谷消化，此时更觉溺多。晨起必渴，饮食亦甘。平素气禀如是，往时自制加减四君丸，黄芪、白术、茯苓、橘皮、甘草、当归，遇脾胃寒湿，便服一二次，甚觉有效。向来不敢饮酒及食诸燥热之物，六月食凉粉，霍乱呕吐并作，八月六日食黍糕半枚，午后省牲，在明伦堂呕吐原物。自此饭后常觉气逆欲吐，左胁贴乳，上冲喉下，隐隐似痛，半月食消，方才气顺。服四君丸，发热面赤，耳后如火，两臂酸痛，胸腹燥渴。啖黄梨半枚而愈，是后每日啖梨乃安。往日一食便泄，今止大便润湿，不似从前结若羊矢而已。吾恐饭后欲吐，将成反胃证，则可虑矣。前时腰痛腿重，此际已愈，但坐卧少久，不能遽起，是老年常景，非关病也。但有还少仙方，自当更妙，但恐不能耳。偶服六味丸，即觉腹中寒滞，服八味三剂后，更觉燥热，耳后如火，或谓附桂少故，非也，吾脏腑大概寒热俱不受，须不寒不热、不燥不湿、平中带补之剂乃可。此意与县中医士言之，为吾制兔丝丸，服之甚不佳，而四君丸平日最效，今便燥热不受。大抵渐老渐衰，甚有血虚火起之意，当用何药治之，人还即寄方来。

详观平日旧证：自来饮食不多，渐老渐减，稍多即伤食作泄，此脾气之弱也。脾为太阴湿土，阳明之燥，足以济太阴之湿，则脾阳升运，水谷消磨。湿旺燥衰，中气莫运，多食不能消化，故病泄利。肉食更难消磨，过时陈宿，反伤胃气，是以不思食。食枣生热者，甘缓之牲，善滞中气，土滞则脾陷而胃逆，胃逆而甲木不降，相火上炎，是以生热，非大枣之性热也。食柿饼作泄者，寒败脾阳也。茶多不寐者，阳气收藏则为寐，收藏之权，虽关金水降蛰，而金水降蛰之原，实由戊土之降。茶多滋其土湿，阳明不降，金水失收藏之政，故神魂升泄而不寐也。不食晚饭者，日暮阳衰，不能腐化耳。晚饮杯酒，痰生涎流者，酒助土湿，湿动胃逆，津液壅郁，则化痰涎，下行无路，是以逆行也。大便成粒，硬若羊矢者，下焦阴旺，肠窍约结，糟粕传送，不能顺下。下而辄闭，蓄积既多，乃复破隘而下。下而又闭，零星续下，不相联属。大肠以燥金主令，而手足太阴，湿旺津瘀，但化痰涎，不能下润大肠，是以燥结成丸，枯涩难下，实非下焦之阳盛也。晚思登溷者，阳衰湿动，肝脾郁陷也。夜多小便者，子半阳生，水谷消化也。便多水利土燥，故思饮而甘食。四君丸，术、甘补中，茯苓泻湿，橘皮利肺，当归滋肝，与脏气颇合，是以能效。近食凉粉吐泄，寒湿伤脾。黍糕胶黏难化，原物涌吐。阳明胃气，本自下行，屡呕气逆，因而上行。饭后中焦郁满，胃气不下，是以欲呕。胃逆则胆无降路，亦遂上冲，胆位于左，故左胁冲喉，隐隐而痛。食消而胆胃皆降，故气顺也。平时颇宜四君丸，今乃燥热不受。非药性之热，乃中气之愈衰也。归、芪、术、甘，壅滞不行，茯苓、橘皮，不能开其郁塞，君相之火，不得归根，遂生上热，与食枣发热之故，理相同也。梨以甘寒疏利之性，清其郁热，是以渴燥皆止。兔丝收敛固涩，与湿旺土郁之证，愈为助虐，甚不宜也。八味暖水滋木，与肝肾燥寒，未为相反，但以地黄入胃，留恋湿土，湿动胃逆，则附子不能下温癸水，而反助甲木上炎之火。耳后火起，少阳胆经络于耳后故也，何关桂附多少乎！六味滋湿伐阳，原属庸工妄作，更与此证相左矣。

法宜燥土暖水，疏木达郁。水温土燥，木达风清，脾旺湿消，神气渐盈，百龄易得，还少仙方，何其不能！《素问·生气通天论》圣人服天气而通神明。阴阳应象论：能知七损八益，则耳目聪明，身体轻健，老者复壮，壮者益治。年高之人，阳衰阴旺，是以易老。若以药物抑阴扶阳，本有还童之理，而愚昧以为妄诞，此下士闻道。所以大笑也。至于素禀脏气虽与人别，而寒热燥湿，一切不受，是方药之差误，非宜寒不受寒，宜热不受热也。此以肠胃柔脆，不堪毒药，少服便效，未宜多用也。

十一月初，先生又录证来问：吾十月十五生日，行香后，使客纷纭，颇劳酬酢，饭毕腰痛，脊骨两旁，筋急如扯，旧病复发。又因初五六日每晚饮酒数杯，湿热郁积，遂成此证。十六日大势已差，尚能回拜客，进县署。误服八味丸，腰弯不能立行，痛连脊背。乃服羌活、独活、白术、地黄、杜仲、甘草二剂，背痛少减，而不能行立如故。又服左归饮加白术、葳蕤，痛如前，且觉大便燥，腹内热，两膝酸热。乃服当归地黄饮加黄芩、栀子五分，晨起破腹两三次，身颇轻爽，腰微能直，火气似去，其痛乃移左胯。因往年病虐，左半伤耗，上年腿肿，亦在左畔，此时渐轻，但不及未痛前耳。今欲去黄芩、栀子，第服当归地黄饮。昨日已服一剂，大便尚未滋润，而脾甚觉其湿，思欲空腹服之，压以干物，未审何如？

前悉腰痛一证，已获康愈，今又因饮酒动湿，脾土郁陷，肝气抑遏，盘塞肾部，而生痛楚。肾位于腰，为肝之母，子气不能生发，是以腰痛也。误服八味，助其土湿，木气更遏，是以痛剧。张景岳之左归饮，服之脾湿愈滋，木郁风生，而成燥热。归、地、栀、芩，寒湿败脾，木郁作泄，泄后郁热清利，是以微瘥，而肝气益陷，故痛移左胯，实明减而暗增，非药效也。前此已为误用，若今后常服，土湿日滋而脾阳日败，断不可也。大便之燥，全缘脾湿，湿去阳回，饮食消化，精华升布，津液降洒，大肠滋润，自然便调。倘以归地滋湿，变结燥而为滑溏，则脾阳亏败，为祸深矣。

火逆解

王文源，平日膈上壅塞，常吐清痰。冬夜心惊火发，下自足心，上自腨内，直冲心胸。胸膈痞闷，咽喉闭塞，耳鸣头眩，气虚心馁，四肢无力，遍身汗流，烦躁饮冷，得食稍差，小便清数，大便重坠，阴精欲流，胸腹腰脊表里皆热，手足独凉。将愈则冲气下行，渐而火降烦消，小便热黄乃廖。五六日、半月一作，凡腹中壅滞，或食肉稍多则发。先时足心常热，近则溺孔亦热。医用六味、八味不受，病已四年矣。

此缘土湿胃逆，相火上炎。足少阳以甲木而化相火，自头走足，下行而温癸水。癸水蛰藏，相火不泄，则肾脏温暖而上下清和。癸水不蛰，相火升泄，下自九原，上出重霄，变清凉之境，为曦赫之域，是以烦热而燥渴也。阳根下拔，浮越无归，故耳鸣头眩，扰乱不宁，以少阳经脉，自锐眦而绕头耳也。热蒸窍泄，是以汗流。君相同气，心火升浮，不根肾水，故虚馁空洞，欲得谷气。足心者，足少阴之涌泉，少阴之脉，自足心循腨内，出腘中，上络于心，循喉咙而挟舌本，相火泄于涌泉之下，故根起足心，自少阴肾脉逆行而上也。其足心溺孔之热者，手少阳相火之陷也。足少阳从相火化气，病则上逆，手少阳以相火主令，病则下陷。以足之三阳，自头走足，其气本降，手之三阳，自手走头，其气本升，降者不降而升者不升，反顺为逆，是以病也。少阴主藏，手足少阳之火，秘藏癸水之中，则浊气不逆，清气不陷，故上热不生，下热不作。少阴失藏，甲木常逆，则三焦常陷。陷于少阴之经，则热在足心，陷于太阳之腑，则热在溺孔。《灵枢·本输》：三焦者，足太阳少阴之所将，太阳之别也，并太阳之正，入络膀胱，约下焦，实则闭癃，虚则遗溺。三焦之火，陷于水底，沦落涌泉之下，则不在州都之中，故膀胱寒滑而溲溺清数，是即虚则遗溺之义也。及火退病除，溺孔方热，是相火不归水脏，而又陷于水腑，此乃异日甲木飞腾之原也。甲木之降，机在戊土，戊土降则肺金能收，肾水善藏。戊土右转，金水得收藏之政，此胆火所以下行也。戊土上逆，浊气升填，肺无下行之路，收敛失政，则胆火不藏。遇饮食弗消，中气郁满，胃土全逆，肺金尽革，则胆火拔根而上炎，是旋至而立应者也。其发于食肉中满之际者，土气埋塞，窒其四运之轴，是以胃逆而病作耳。胃腑既逆，脾脏必陷，陷遏乙木升发之气，不得上达，必将下泄，故精欲前流而粪欲后失也。胃逆脾陷，由于土湿，而土湿之故，全因寒水之旺。土不克水，而寒水泛滥，反得侮土。土被水渍，既湿且寒，运化之机，迟蹇失度。一得肥腻，不能消腐，凝滞愈增，则升降悉反，乌得不病耶！土旺四季，人之四肢，即脏之四季。四肢秉气于脾胃，而寒湿在中，流注肢节，故手足厥冷，改其温和之常也。

是宜燥土降逆，以蛰相火。土燥阳回，中气旋转，升降复职，水火归根，君相宁谧，则胆壮而神清，惊骇不生，烦热不作矣。

唐太仆王冰注《素问》，发壮水益火之言。嗣后薛立斋、赵养葵、高鼓峰、吕用晦辈祖述其说，乃以六味壮水，退膈上之热，以八味益火，除脐下之寒。不知下寒上热，缘于土败，地黄滋湿伐阳，溃败脾土，服之上热愈增，下寒更剧，是以水益水以火益火也。土败阳亡，则人死矣。至于今日，恶风布扬，遍满天下，此实仁人君子之所深忧也。

自医理失传，火逆上热之证，概谓阴虚，肆用归地败土，枉杀生灵。至于妖魔下鬼，乃以龟板、天冬、知母、黄柏泻其微阳，得之立死，其祸更惨，此刘朱之遗毒也。君子不操燮理之权，以康斯世，见此群凶屠毒万代，安能默默无言耶！

治文源之病，用燥土降逆、暖水蛰火之法，十余剂，不再发。

素灵微蕴卷四

消渴解

吴智渊，病消渴，胸膈燥热如焚，日饮凉水石余，溲亦石余，溲下温热，将毕则寒，其色白浊，魄门失气亦凉，天寒腿膝颇冷，善食善饥，数倍其常。

此缘湿土遏抑，风木疏泄。心火本热，肾水本寒，平人火不上热，水不下寒者，以水根于火，火根于水也。水根于火，则九天之上，阳极阴生，常肃然而如秋，火根于水，则九地之下，阴极阳化，常煦然而如春。盖阳降而化浊阴，又含阳气，阴升而化清阳，又抱阴精，此水火交济之常也。阴阳之升降，必由左右，左右者，阴阳之道路也。右为肺金，左为肝木，金不右降，则火逆而生上热，木不左升，则水陷而生下寒。下寒则肝木郁泄而善溲，上热则肺金枯燥而善饮。而消渴之病，则独责肝木而不责肺金。仲景《伤寒》《金匮》：厥阴之为病，消渴。以厥阴风木，生于癸水而长于己土，水寒土湿，生长不遂，木郁风动，疏泄失藏，则善溲溺，风燥亡津，肺金不泽，则善消渴。溲溺不止者，乙木之陷也，消渴不已者，甲木之逆也。甲木化气于相火，与手少阳三焦并归癸水，而约小便。《灵枢·本输》：三焦者，入络膀胱，约下焦，实则闭癃，虚则遗溺。手足少阳，秘藏癸水之中，则下不淋遗而上无消渴。癸水不藏，甲木上逆，则相火升炎而病消渴，三焦下陷，则相火沦落而病淋遗。盖膀胱者，州都之官，津液藏焉，三焦者，决渎之官，水道出焉，膀胱主藏，三焦主出，水善藏而火善泄，其性然也。三焦之火，秘于肾脏，则脏温而腑清，三焦之火，泄于膀胱，则脏寒而腑热，腑清则水利，腑热则溺癃。而三焦之火，不无盛衰，其火盛而陷者，则水腑热涩，其火衰而陷者，则水腑寒滑。热涩者，实则闭癃也，寒滑者，虚则遗溺也。膀胱寒滑，藏气失政，故多溲溺。甲木之逆，三焦之陷，则皆乙木泄之也，是以独责之厥阴。

而乙木之泄，则由太阴之湿陷，阳明之燥逆也。阴阳别论：二阳结，谓之消。二阳者，手足阳明。手阳明以燥金主令，足阳明从令而化燥，足太阴以湿土主令，手太阴化气而为湿，湿济其燥，则肺胃清降而上不过饮，燥济其湿，则肝脾温升而下不多溲。阳明燥结于上脘，故相火燔蒸而善渴，太阴湿郁于下脘，故风木疏泄而善溺。《金匮》：男子消渴，饮水一斗，小便一斗者，肾气丸主之。相火在水，是为肾气，附子补肾中阳根，召摄相火，相火蛰藏，则渴止而逆收，此反本还原之法也。地黄、丹皮，清乙木而润风燥，泽泻、茯苓，渗已土而退湿淫，桂枝达肝脾之遏陷，薯蓣、茱萸，敛精溺之输泄，附子温肾水之寒。制方精良，豪无缺欠矣。

然阴阳有进退，燥湿有消长，此非尽阳明之病也。消渴而水利者，燥多而湿少，当属之阳明，消渴而溺癃者，湿多而燥少，宜属之太阴。以土湿非旺，则风木疏泄而不藏，是以水利，土湿过甚，则风木疏泄而不通，是以溺癃。二阳结，谓之消、是阳明燥盛而水利者也，二阳之病发心脾，有不得隐曲，女子不月，其传为风消，是太阴湿盛而溺癃者也。盖乙木藏血则孕丁火，脾土湿陷，木郁风生，必病消渴。血中温气，化火之根，温气抑遏，子母感应，心火必炎。相火者，君火之佐，君相同气，有感必应，其势如此。病起二阳而究归心脾者，太阴之湿盛也。心火上炎，热甚津亡，故常燥渴，脾土下陷，湿旺木郁，故少溲溺。肝主筋，前阴者，筋之聚，其在男子，则宗筋短缩，隐曲不利，其在女子，出经血瘀涩，月事不来，总由风木盘塞而莫能泄也。如此则宜减地黄而增丹皮，去附子而加芍药。缘木郁不泄，温气陷而生下热，膀胱热癃，则宜芍药，经脉闭结，营血不流，则宜丹皮。去附子之助热，减地黄之滋湿，药随病

变，无容胶执也。（《金匮》以八味治小便不利，是无下热者）

后世庸工或以承气泻火，或以六味补水，或以四物滋阴。述作相承，千秋一例，而《金匮》立法，昭若日星，何其若罔闻知也。至喻嘉言解《金匮·消渴》厥阴为病一条，以为后人从《伤寒》采入，其于《伤寒》《金匮》，一丝不解，是又庸医之下者矣。（嘉言谓伤寒热深厥深，与杂证不同，是袭传经为热之说，不通极矣。又以下消为热，更谬！）

经义渊微，固属难解，仲景八味之法，与岐伯二阳结义同符，特庸工不悟耳。

智渊病用肾气丸料煎汤冷饮，覆杯渴止，积年之苦遂除。

气鼓解

田龙章，初秋病痢，服药数剂，痢愈而腹胀，得食更甚，胁内气冲作痛。用温中散滞之方，胀消，心绪烦乱，悦怒不平。又以忿恚而发。数发之后，脐内肿胀，遂成气鼓，喘呼不卧，溲溺艰涩，诸味俱绝，食甘稍差。

此缘脾土湿陷，木郁不达。肾司二便，而粪溺之输泄，其职在肝。阳衰土湿，脾气郁陷，抑遏乙木升发之气，下冲魄门，泄其积郁，而传道阻梗，是以病痢。过服寒泄，伤其脾阳，痢止土败，不能升运，木气犹遏，故多忿怒。怒伤肝气，贼虚脾土，肝脾郁迫，不得发舒，故清气壅阻而为肿胀。脾主消磨，肝主疏泄，饮食入胃，脾阳升磨，谷精上运，则化气血，谷滓下传，则为大便。而水之消化，全赖土燥，克以燥土，蒸而为气，雾气降洒，化而为水，以输膀胱。粪溺蓄积，泄以风木之气，水利于前，谷行于后，则后不至泄而前不至淋。水利土燥，脾升木达，清阳旋转，肿胀所以不作也。土湿不能蒸水化气，乃与谷滓并入二肠，水停湿旺，土陷木郁，木气冲决，但冲二肠而为泄利，不开膀胱而导闭癃，是以后窍滑而前窍涩。前窍不开，湿无去路，肝脾日郁，此肿胀所由作也。

　　肺主气而行水，脾气陷塞，胃无下行之路，则肺金逆上，不能下降而为水，雾气堙淤，故生痰喘。气位于上，水位于下，上不病气鼓，下不病水胀者，气水各得其位也。惟水逆于上，则病水胀，气陷于下，则病气鼓。《金匮》：腰以上肿，当发其汗，腰以下肿，当利其小便。发其汗者，使积水化气，泄于汗孔，利其小便者，使积气化水，泄于膀胱也。

　　膀胱通塞，司于三焦，三焦之火，随太阳下行，温肾水而约膀胱，虚则遗溺而不藏，实则闭涩而不通。所谓实者，三焦之火陷于膀胱也，火陷于膀胱者，肝脾之不升也。肝木下陷，郁而生热，传于脾土，土木合邪，传于膀胱，膀胱瘀热，故小便淋涩黄赤。黄者土色之下行，赤者火色之下现。肾主蛰藏，三焦之火秘于肾脏，肾水暖则上生肝木，木之温者，秉于水中之火也。肝木温升，则化心火，肝木不升，温气遏陷，故生下热。温气下陷，生意不遂而愈欲疏泄，故相火失藏。

此宜燥土升陷，而达木气。土燥阳升，消化水谷，水能化气而气复化水，下注膀胱，水道清利，湿气渗泄，肝脾升达，肿胀自消。庸工见其小便热涩，而以黄柏、知母清泻膀胱之热，脾阳更败，湿陷益增，是拯溺而投之以石也，岂不谬与！若脏腑之中，湿旺气结，久而不行，化生腐败，腐败瘀填，则用疏涤五脏之法，去其菀陈。腐败全消，脾阳升布，则精气动薄，神化回漓，寿命永固，长生不老。此除旧布新之法也。

人生于火而死于水，以阳生而阴杀也。土者，火之子而水之夫，所以制水而救火。太阴湿土，虽名克水，而湿性易发，辄为水侮，故仲景立方，第有泄湿之论，而无补水之条。至刘朱二家，专事泻火，而鼓胀一门，亦谓湿热。不知湿热之原，何由而成，此并蛙夏虫之见耳。薛氏加减肾气之法，地黄滋其土湿，牛膝陷其脾阳，附子不能补水中之火，反以益肝胆膀胱之热，服之病轻者效，病重者死，非气鼓之良法也。其减地黄、附子，增车前而倍茯苓，亦恐其滋湿而生热，而不知为湿热之媒，譬犹遗盖而逃雨也，无之而非湿矣。庸工见八味助火，改事寒凉，杀人更捷。此刘朱之遗祸，至今不息，良可悲夫！

龙章病，用燥土达木、行郁升陷之味，十余日全瘳。

噎膈解

李玉林，因积忿病膈，喉紧胸痞，饮食艰阻，焦物稍下，右胁胀痛，腹满气逆，环脐痛楚，酸水泛溢，日呕胶痰，得酒更多，便干，完谷不化。病将半年，日月增剧。医教以多饮牛乳，或欲以甘遂下痰，迟疑未服。

此缘肝脾湿陷，肺胃壅阻。人之中气，左旋而化脾土，右转而化胃土。中气健旺，阴阳不偏，则胃气下行，浊阴右降，清虚而善容，脾气上行，清阳左升，温暖而善消。枢轴运动，水谷消磨，精华上奉，渣滓下传。旧谷既腐，新谷又至，气化循环，仓禀常开，所以不病噎膈也。

中气在阴阳之交，水火之分，不燥不湿，不热不寒。脾升则阳气发生而化温，胃降则阴气收敛而化燥，清阳化火乃为热，浊阴化水乃为寒。然则坎离之本，是在戊己，戊己之原，实归中气。中年以外，戊土之阴渐长，已土之阳渐消，往往湿增而燥减，水旺而火衰。寒水胜火，入土化湿，水寒则乙木不生，土湿则肝气不达。重以积怒伤肝，克贼脾土，肝脾郁陷，水谷不消，则肺胃痞升，饮食不纳，相因之理也。

肺位于胸，胆位于胁，皆随胃土下行。胃气上逆，肺胆无下行之路，食下而肺胆愈壅，故胸痞而胁胀。背者胸之腑，肺气壅遏，胸膈莫容，逆冲肩背，故肩胛之痛生焉。痰饮者，土金湿旺，雾气湮郁所化。饮食入胃，水谷之消磨，赖乎脾阳，精华之洒陈，赖乎肺气。饮食腐化，游溢精气，上输于脾，脾气散精，上归于肺，肺气飘扬，氤氲布濩，所谓上焦如雾者也。肺气清肃，将此水谷精华，宣布于毛脉脏腑之中，化为津液精血，所谓上焦开发，宣五谷味，熏肤，充身，泽毛，若雾露之溉者是也。足太阴以湿土主令，手太阴从湿土化气，燥衰湿旺，木郁金革，水谷在脾而消磨不速，精华入肺而洒陈不利，则气滞津凝，淫泆而化痰涎。肺胃上逆，浊气填塞，益以痰涎瘀阻，胶黏不下，此噎膈所由来也。

肺与大肠，表里同气，肺气化津，滋灌大肠，则肠滑而便易。饮食消腐，其权在脾，粪溺疏泄，其职在肝。以肝性发扬，而渣滓盈满，碍其布舒之气，则冲决二阳，行其疏泄，催以风力，故传送无阻。脾土湿陷，风木不达，疏泄之令弗行，则阴气凝塞，肠窍全闭，关隘阻隔，传道维艰。而饮食有限，糟粕无多，不能冲关破隘，顺行而下，零星断落，不相联接。大肠以燥金之腑，而津液上凝，不复下润，故粪粒干燥，梗涩难下。膀胱者，津液之腑，津液之源，化于肺气，气滞痰结，不获化生津液，下注膀胱，故水道枯竭，小便不利。阴阳别论：三阳结，谓之膈。三阳者，太阳也，足太阳膀胱结则小便癃，手太阳小肠结则大便闭。前后闭癃，浊气不能下泄，因而上逆。浊气冲逆，上脘痞塞，是以食阻而不纳。肝脾升达，则下窍疏通而善出，肺胃降敛，则上窍空洞而善入，脾陷胃逆，升降颠倒，则上下不开，出纳俱废。病在饮食便溺之间，而总以中脘之阳虚也。

朱丹溪以下愚谈医，于噎膈一门，首开滋润之法。阳虚湿旺，再以牛羊乳酪败脾阳而助土湿，无不死者。赵氏《医贯》，更扇其虐，乃以六味补阴，吕用晦赞扬而刻行之，致使群愚诵习，毒流天下后世，可胜叹哉！

丹溪论病，悉归于痰。不知痰饮化生，全因土败湿滋，乃于噎膈痰多，竟以为燥，此狂夫之下者。是后医书，皆袭其讹，以为阴亏燥甚，遂使病者多死。此自中古以来，庸流立法之误，并非不起之证也。

玉林病，用燥土行郁、升陷降逆、温胃滑肠之法，十余日后，二便皆通，逆气悉下，饮啖如常。

反胃解

林氏，怒后胸膈热痛，吐血烦闷，多痰，头疼作呕，因成反胃。头面四肢浮肿，肌骨渐瘦，常下紫血。夏月心痛恒作，腹中三块如石，一在左胁，一在右胁，一在心下。痛时三块上冲，痞满嗳浊，心烦口渴，旋饮旋吐。手足厥冷如冰，交秋则愈。经来腹痛，遍身皮肉筋骨皆痛，上热燔蒸。初病因丧爱子痛哭，泪尽血流。后遭父姑之丧，凡哭皆血。鱼肉瓜果，概不敢食，恃粥而已。粥下至胸即上，时而吐蛔。少腹结塞，喘息不通，小便红浊淋涩，粪若羊矢。半月以后，嗽喘惊悸不寐，合眼欲睡，身跳尺余，醒梦汗流，往来寒热。凡心绪不快，及目眶青黑，则病发必剧。病九年矣。滴水弗存，粒米不纳，服药汤丸俱吐。

此缘脾陷胃逆，出纳皆阻。胃主降浊，脾主升清，脾升则清气上达，粪溺无阻，胃降则浊气下传，饮食不呕。脾陷而清气填塞，是以涩闭，胃逆而浊气冲逆，是以涌吐。而出纳废弃，上下关格，总由中脘阳虚，脾胃湿寒，不能消水而化谷。盖水谷消化，糟粕下传，胃无陈宿，故不呕也，即呕亦无物。脾胃湿寒，水谷不消，陈宿停留，壅碍阳明虚受之常，则中脘郁胀，升降倒行，胃气上逆，故呕吐不存也。胃以下行为顺，上行为反，上行之久，习为自然，食停即吐，永不顺降，故曰胃反。饮食不存，无复渣滓入于二便，而肝脾郁结，肠窍塞闭，是以便溺不利。胃气上逆，肺胆莫降，相火刑金，故上热郁蒸，嗽喘燥渴。辛金不收，则气滞而痰凝。甲木失藏，则胆虚而惊作。相火升炎，泄而不秘，皮毛开滑，斯常汗流。神气浮动，自少梦寐。六月湿旺，胃气更逆，愈阻胆经降路，甲木郁迫，贼伤胃气，则胃口疼痛。少阳经脉，自胃口而下两胁，经腑俱逆，不得舒布，两气抟塞，因成三块。甲木升击，则三块齐冲。土木纠缠，故痞塞嗳气。交秋燥动湿收，是以病愈也。

血藏于肝而敛于肺，阴分之血，肝气升之，故不下脱，阳分之血，肺气敛之，故不上溢。血以阴体而含阳气，温则升，清则降，热则上流，寒则下泄。下温而上清，则条达而红鲜，上热而下寒，则瘀凝而紫黑。凝瘀之久，蓄积莫容，乃病外亡。相火升泄，上热下寒，阳分之血，已从上溢，阴分之血，必从下脱。经脉败漏，紫黑不鲜，一月数来，或半月方止者，血海寒陷而不升也。经血寒瘀，月期满盈，阻碍风木发舒之气，郁勃冲突，是以腹痛。既不上达，则必下泄。而木气遏陷，疏泄不畅，是以血下而梗涩也。刘朱论血，以紫黑为热，谬矣！肝藏血而窍于目，肾主五液，入肝为泪，肝气上通于心。《灵枢·口问》：心者，五脏六腑之主也，目者，宗脉之所聚，上液之道也。悲哀忧愁则心动，心动则五脏六腑皆摇，摇则宗脉感而液道开，故泣出焉。悲哀动中，肝液上涌，营血感应，宗脉开张，木火升泄，而金水不能敛藏，是以血泪俱下也。肝脾郁陷，下焦堵塞，故少腹结硬，喘息不通。肝属木，其色青，其志怒，其窍为目。《灵枢·五阅五使》：肝病者，眦青。肝病则郁怒而克脾土，故青色见于目眦。目眦青则病重者，木贼而土败也。木郁则生虫，肝郁则生蛔，故《伤寒·厥阴》有吐蛔之条，亦由土湿而木遏也。脾主肌肉，四肢之本，湿旺脾郁，肌肉壅滞而四肢失秉，故生肿胀。经后血脱，温气亡泄，脾阳愈败，故肿胀愈加也。土亏阳败，病重邪深，幸以下窍结涩，阳根未断，是以久病长危而不死也。

林氏久病，几于绝粒。用燥土暖水、温胃降逆、疏木行郁之法，川椒、附子、干姜、茯苓、甘草、桂枝、白芍、丹皮、半夏、苁蓉，半月愈。

中风解

马孝和，素以生计忧劳，因怒中风，左手足卷屈，寒冷如冰，遍身骨痛，惟左半无觉。夜烦谵语不寐，能食不能饮，饮则气逆欲吐，胸闷痰多，大便燥结，小便痛涩，肌色皯黵，精神惶惑，遇亲故慰问，泣下沾衣。

此缘水寒土湿，木郁风生。肝位于左，其志为怒，其气为风。《子华子》：西方阴，止以收，而生燥，东方阳，动以散，而生风。观之于天，大块（大自然也）之噫气，必自春发，推之于人，人生之息吹，必自肝生。厥阴风木之气，天人所同也，而土燥水暖，则风生不烈。以木生于水而长于土，水暖则生发滋荣，土燥则长育条畅，和风舒布，必无飘忽激扬之灾。水寒土湿，生长不遂，木郁风发，极力疏泄，乃有播土扬沙，摧枯拉朽诸变。木性疏泄，水性蛰藏，使阳根未断，脏气稍存，虽风木飘扬，不至尽泄。《子华子》：水阳也，而其伏为阴，风阴也，而其发为阳。阳根不至升泄于风木者，全赖肾阴之能伏耳。今土湿水寒，阳根欲绝，风木郁飘，肾精不藏。值怒动肝气，飘风勃发，益以感冒虚邪，束其皮毛，里气郁遏，愈增激烈。风力簸扇，津液消亡，则筋脉挛缩，而病偏枯。此病生于内，而非中八风之虚邪，不能伤也。

肾藏精而主骨，肝藏血而主筋，风燥亡阴，精血枯槁，筋骨失养，故卷屈疼痛。左手足者，风木之位，是以偏伤。肝血既耗，则阳明与冲脉之血，必不充足。阳明多气多血之经，主润宗筋，宗筋主束骨而利机关。冲脉者，经脉之海，主渗灌溪谷，与阳明合于宗筋。肘膝者，溪谷之会，机关之室。阳明冲脉经血枯燥，溪谷焦涸，故机关不利。肝心子母之脏，肝气传心，母病累子，心液亡而神明乱，故烦躁谵语。风木疏泄，阳气不敛，君相升浮，故不能寐。夜半阴隆，阳泄而不藏，故中夜病剧也。大小便者，膀胱大肠之腑，开窍于肾，而输泄之权，则在于肝，风动血亏，输泄不畅，故便干而溺涩也。腿膝厥冷之证，属在厥阴。阴性寒而阳性热，平人阴阳交济，则上不热而下不寒。厥阴阴极阳生，水为母而火为子，受母气于北地，所以下寒，胎子气于南天，所以上热。阳上阴下，不相交接，故厥阴经病，独有厥证。上下者，阴阳之定位也，左右者，阴阳之道路也。风木未极疏泄，则火炎于子宫，水沍于母位，上下之寒热，不至易地。风木大发，扫地无余，阳根尽亡，温气全泄，乙木之温夺于癸水之寒，变东方阳和之地为北边冰雪之场，是以左半手足寒凉而无觉也。肺属金，其气燥，其志悲，其声哭，风伤津液，燥动悲生，触绪哀感，其性如此也。总以寒水泛滥，入土生湿，木郁风作，筋脉失荣。

脾者，孤脏以灌四旁，湿旺津瘀，不能四灌，故内愈湿而外益燥。一旦因情志之内伤，虚邪外袭，风燥血烁，筋挛体枯。以风木而刑湿土，湿气埋郁，化生败浊，孔窍填塞，肺腑郁闷，胃逆则神迷，脾陷则言拙，是皆中气之败也。汤入则吐者，滋其土湿，胃气愈逆也。

法当暖水燥土，而润风木。水暖土燥，乙木荣达，风静体伸，复其骨健筋柔之素矣。

中风证，时医知有外邪，不知有内伤，全用辛温发散，误矣，又或用硝黄下药，是速其死。病理微妙，非近代粗工所知，如刘河间、李东垣、朱丹溪辈，曷能解此！张景岳愚而妄作，又创为非风之论，是敢与岐黄仲景为敌也，又与气脱之证相提并论，尤属愚昧。气脱者。昏迷颠仆，朝病夕死，中风偏枯痿废，犹延数年之命，久病方死，安可混言！风者，百病之长，外感悉同，而病象悬殊，以人之本气不一也。中风水寒土湿，木郁风摇，外袭风淫，表里皆病，初无西北东南真假之殊。前人之论，一字不通，无足多辨者。

孝和病用暖水燥土、滋木清风之法，十余剂拥杖而起，放杖而笑，不知病之去也。

《吕氏春秋》：鲁人有公孙悼者，谓人曰：吾能起死人，吾故能治偏枯，今吾倍所以治偏枯之药，则能起死人矣。公孙悼虽不能起死人，然未尝不善治偏枯。后之医者，倍死人之药，以起偏枯，良可叹息也。

带下解

李氏，夏病赤带，内杂白沙如豆，并下紫血。食不甘味，入口作苦，咽干胸燥思饮，而内实不渴，大便泄利，小便淋浊，溺前作痛，溺后作痒。

此缘脾土湿陷，风木疏泄。精藏于肾，其性封蛰，而肾水蛰封，由于肺金之收敛。收则生燥，手阳明以燥金主令，足阳明从燥金化气，戊土燥降，收敛得政，阳蛰九地之下，则癸水温暖而不泄。阳明之燥夺于太阴之湿，则戊土不降，肺金失收敛之令，相火升泄，于是癸水莫藏。肾主蛰藏，肝主疏泄，己土湿陷，抑遏乙木生发之气，郁怒生风，竭力疏泄。木能疏泄而水不蛰藏，其在男子，则病遗精，其在女子，则病带下。《灵枢·五癃津液》：阴阳不和（即水火不交）。则使液溢而下流于阴，髓液皆减而下，下过度则虚，虚故腰背痛而胫酸，即遗精带下之证也。女子带下，精液流溢，五色不同。上古天真论：肾者主水，受五脏六腑之精而藏之。肾水失藏，五脏陷流，一脏偏伤，则一色偏下。肝青、心赤、脾黄、肺白、肾黑，各有本色，是以不一也。

风木郁泄，相火不秘，甲木之火逆，则胸膈烦热，三焦之火陷，则膀胱热涩。风力郁冲，而木气遏陷，不能畅泄，故溲溺淋漓，梗阻难下。木以疏泄为性，水道不开，势必后冲谷道，以泄怫郁，水谷齐下，则成泄利。水曰润下，润下作咸，水之润下，莫过于海，故海水独咸，一经火煎日晒，则结咸块，白沙成粒者，相火陷于膀胱，煎熬溲溺而结，与煮海成盐之义正相同。膀胱热癃，精溺蹇塞，木气郁碍，是以作痛。精溺既下，而木郁未达，是以发痒。风木陷泄，肝血失藏，离经瘀郁，久而腐败，故紫黑时下。其病于夏暑者，湿旺木郁，非关热盛。秋凉则愈者，燥动而湿收也。然木郁热作，是病之标，而火泄水寒，是病之本。推其源流，则由奇经之任带二脉。骨空论：任脉为病，男子内结七疝，女子带下瘕聚。任为诸阴之长，水寒血冷，任脉凝沍，阴气抟结则为疝瘕，阴精流注则为带下，无二理也。带脉起于季胁，回身一周，居中焦之位，处上下之间，横束诸脉，环腰如带，所以使阳不上溢，阴不下泄。土败湿滋，带脉不束，督升任降，阳飞阴走，故精液淫溢而不收也。

《金匮》：妇人病下利，数十日不止，暮即发热，少腹里急，手掌烦热，唇口干燥，此病属带下。曾经半产，瘀血在少腹不去。以瘀血凝结，阻水火升降之路，则火逆而生热烦，水陷而为带下，此带证发作之因也。

此当温燥脾肾，疏木达郁，以荣风木。后之庸医，或用清利，或事固涩，阳败郁增，则风木愈泄，是决江河之流而障之以手也，不竭不止矣。

男子淋浊遗精，女子崩漏带下，病悉同源。而庸工不解，其所制各方，无可用者。李氏用燥土温中、疏肝清下，蛰火敛精之法，数日而瘳。

耳聋解

张氏，少因半产，下血虚损。中年腹中郁满，头目昏晕，咽喉有物如草。后因媳女卒病，惊悸火发，自肩上项，升腾耳后，右耳遂聋，数日左耳亦病滞塞，怒则更甚。头面麻痒，如蜂蚁纷挠，心烦生躁，则头上汗流，膈右烦热，胶痰瘀塞，食下胸闷吐酸，项脊筋疼，饥则心空气馁，酸水浸淫，心神慌乱不寐，寐必手足麻软，醒后不能转移，腿胫骨髓空虚，筋脉酸楚，膝踝浮肿，小便赤涩。病半年矣。

此缘土湿火升，清陷浊逆。阴阳应象论：北方生寒，在脏为肾，在窍为耳。耳为肾官，亦为心官，金匮真言论：南方赤色，入通于心，开窍于耳。肾藏精，心藏神，神为阳，精为阴。阳清而阴浊，清气上升，则孔窍空虚，浊气上逆，则孔窍闭塞，空虚则善听，闭塞则莫闻。而阴根于阳，阳根于阴，阴生则浊，阳生则清，清则必升，浊则必降。盖水为纯阴而内含阳气，此气左升，则化木火，是清阳出于浊阴之中也，火为纯阳而中抱阴精，此精右降，则化金水，是浊阴生于清阳之内也。肾水之内，一阳常升，心火之中，一阴常降，七窍空虚，但有清阳布获，而无一线浊阴，稍生闭塞，是以声入耳通，钜细必闻。非水火相济，精神互交，不能如是，故耳以一窍而并官心肾。

心为君火，相火者，君火之佐也。胆以甲木而化相火，随君火而交癸水，君相下根，则精温而清升，神肃而浊降。神胎于魂，魂藏于血，血统于肝，肝胆之气，表里相合。血脱则温气亡泄，魂虚木陷，不能生火化神，则心君浮动，常有升摇之意，而温泄胆寒，甲木失其培养，君相感应，亦将飞腾。其头目昏晕，咽喉梗碍者，皆甲木飘扬，根本不秘之象也，但未全逆耳。偶因惊悸卒发，君相同奔，浊气上逆，孔窍冲塞，是以重听不闻。少阳之脉，循耳后而下肩项，甲木逆冲，由经倒上，故相火升炎，自肩项而绕耳后也。君相下行，肺金敛之也。肺自右降，相火上逆，肺金被克，收令不行，故先聋右耳。胆自左升，续则渐及本位，故后聋左耳。怒则胆气更逆，是以病加。甲木郁升，浊气纷乱，故头面麻痒，如蚁动蜂飞。火能上泄，金不下敛，故头上汗流。肺被火刑，故膈右烦热。君相虚浮，故心慌胆怯，不能寐也。

究其根原，总由阳衰而湿旺。太阴以湿土主令，而清气左升，则化阳魂，阳明从燥金化气，而浊气右降，则生阴魄。盖肺金藏气而含魄，胃为化气之原，气清则魄凝，肝木藏血而含魂，脾为生血之本，血温则魂见。气之清者，生水之基，故精孕于魄，血之温者，化火之根，故神胎于魂。火旺则土燥，水盛则土湿，燥济其湿，则胃降而脾升，湿夺其燥，则脾陷而胃逆。血脱温亡，泻其化火之根，火衰水盛，精脏生寒，寒水上泛，脾土滋湿，湿夺阳明之燥，脾陷胃逆，故君相拔根而肺失收藏之政也。

胃土不降，浊气右填，肺津郁遏，凝为痰涎，蒸以君相之火，则胶塞不流。脾湿不化水谷，食下而中焦郁胀，肺胃更逆，故胸膈壅闷。肺气不得前下，逆而上冲，后侵太阳之部，故项脊筋疼。肾主髓，《灵枢·决气》：谷入气满，淖泽注于骨，补益脑髓，是肾为髓之下源而肺为髓之上源也。肺郁化痰，无缘下生肾水，故骨髓空虚。脾陷木遏，筋脉不舒，故觉酸楚。脾主五味，入肝为酸，土燥则乙木直升，土湿则乙木曲陷，吞吐酸水者，湿土而遭曲木，温气抑郁之所化也。谷消气馁，胃虚心空之时，乙木郁冲，故酸水泛滥。阳气不得下达，阴凝气滞，故膝踝浮肿。痹而中气愈郁，不能四布，故手足麻软。水源上竭，膀胱空涸，而乙木遏陷，疏泄不行，是以水道淋涩也。

《灵枢·决气》：液脱者，脑髓消而胫酸，精脱者，耳聋。今骨髓空虚，膝胫酸楚，孔窍闭塞，音响不闻，浮据经语，参以当年失血，甚似精血脱亡，阴虚阳盛。不知亡血失精，泻其阳根，水寒土湿，胃逆火升，故令病此。《灵枢·邪气脏腑病形》：十二经脉，三百六十五络，其血气皆上于面而走孔窍，其别气走于耳而为听。而胆脉下行，正由耳旁，《灵枢·卫气》：足少阳之标，在窗笼之前。窗笼者，耳也，胃降则胆木下达而耳听，胃逆则胆木上盘而耳聋。以耳者宗脉之所聚，胃者十二经脉之海，宗脉浊降而清升，机在阳明。通评虚实论：头痛耳鸣，九窍不利，肠胃之所生也。手阳明之燥衰，足阳明之湿旺，胃不化气于燥金，而化气于湿土，此头痛耳鸣，九窍不利之原也。

张氏病，为制燥土降逆、清金敛火、暖水升陷、疏木达郁之方，晨起净鼻，右耳响声如雷，豁然而通。鸟语蝇声，聒耳喧心，盘水洗面，波涛澎沛。此以久塞之窍，忽得清空，虚灵乍复，无足为怪。《晋书》：殷仲堪父，（名师）尝病耳聪，闻床下蚁动，声若牛斗，亦由宿障新开，是以如此。午后气平，声闻如常。接服十余剂，加椒、附温下而康。

目病解

玉楸子中外条固，夙无苛殃。甲寅八月，时年三十，左目红涩。三日后白睛如血，周外肿起，渐裹黑珠，口干不饮，并无上热烦渴之证。延一医诊之，高冠严色，口沫泉涌，以为大肠之火，用大黄黄连下之，不泄。又以重剂下之，微泄，不愈。乃意外有风寒，用滚茶一盆，覆衣熏蒸，汗流至踵，不愈。有老妪善针，轻刺白珠，出浊血数十滴如胶，红肿消退，颇觉清朗，前医犹谓风火不尽，饮以风燥苦寒数十剂，渐有飞白拂上，如轻雾蒙笼。伊谓恐薄翳渐长，乃用所谓孙真人秘方，名揭障丹，一派辛寒，日服二次。又有熏法，名冲翳散，药品如前，煎汤热覆，含筒吹熏，取汗如雨，每日一作。如此半月，薄翳渐长渐昏，蟹睛突生外眦，光流似电，脾阳大亏，数年之内，屡病中虚，至今未复。

此缘阳泄土败，木陷火亏。金匮真言论：东方色青，入通于肝，开窍于目。《灵枢·脉度》：肝气通于目，肝和则目能辨五色矣。目官于肝而实窍于心，解精微论：心者，五脏之专精，目者，其窍也。盖肝藏魂，肺藏魄，肾藏精，心藏神。肾为阴，心为阳，五行之性，阴静而阳动，静极则阴凝而为精，动极则阳发而为神。方其半静，精未凝也，而精之阴魄已结，方其半动，神未发也，而神之阳魂先生。《关尹子》：精者魄藏之，神者魂藏之，即此理也。阴静则精凝而为幽，阳动则神发而为明，神魂者，肝心之阳，故并官于目。心以丁火而含阴根，降则化水，肾以癸水而含阳根，升则化火。火降而化浊阴，必由心而之肺，水升而化清阳，必由肾而之肝。有阳必升，无阴不降，升则下浊，降则上清。阴浊则暗，阳清则光，清阳之位，微阴不存，而后神魂发露而为明也。清阳上升，必由于脉，脉之沉者为经，浮者为络。头上经络，清升浊降，是谓纯阳，而诸脉皆属于目。《灵枢·邪气腑腑病形》：十二经脉，三百六十五络，其血气皆上于面而走孔窍，其精气上走于目而为睛，是周身之阳，无不由脉而上升于目也。而诸脉之升，则由于心，以心主脉而窍于目，故诸脉在胸则皆属于心，在头则皆属于目，心目者，同为宗脉之所聚也。阳由脉升，则清明在上，以神生于阳而阳旺于火。少阴者，君火也，太阳者，寒水也，少阴以君火主令，降则下温而不寒，太阳从寒水化气，升则上清而不热。君火之降，必协甲木，甲木化气于相火，君令臣随，自然之理。君相之降，司之于金，金主收而水主藏，收令旺则君相之火由金而归水，神交于精。深根宁极，而后太阳之上升者，清虚而不乱，火清则神宇泰定，而天光发矣。（手太阳以丙火而化寒水，升则火清）金气不降，则君火上炎而刑金，相火秉令，甲木亦逆，肺金被克，收令不行。火随经上，营血沸腾，白睛红肿，阳光散乱。清气陷遏，浊气郁升，云雾迷漫，乃生翳障。火退清升，云消雾散，翳障自平。阳衰气滞，云翳不退，障其神明，神虚不能外发，久则阳气陷亡，神去而明丧矣。

左目者，阳中之阳也。阴阳应象论：天不足西北，故西北阴也，而人右耳目不如左明，地不满东南，故东南阳也，而人左手足不如右强。阳者其精并于上，则上明而下虚，故其耳目聪明而手足不便也，阴者其精并于下，则下盛而上虚，故其耳目不聪明而手足便也。以东方者，金水既衰，木火方旺，清阳当令，神魂畅发，此升魂所以为贵而降魄所以为贱也。而阴魄右降，阳魂左升，全赖中气之运。中气运转，胃降脾升，则金收西北，阴从魄敛，木生东南，阳自魂发，浊阴归地，清阳上天，《亢仓子》所谓清而能久则明也。阳衰土湿，中气莫运，则升降迟滞，四维不转，水陷火逆，是以目病。水陷则乙木与庚金不升，火逆则甲木与辛金不降。木主血，金主气，乙木庚金不升，则气血之清者下陷，甲木辛金不降，则气血之浊者上凝，翳膜凝结。中气未败，俟其浊降清升，则明复翳退，弗为害也。乃火已降矣，犹以苦寒泄于下，辛燥汗于上，内外铲削，元气败竭。辛金甲木，永不能降，庚金乙木，永不能升，则阳常下陷而阴常上逆。头上经络，浊阴冲塞，气血凝涩，津液堙瘀，翳障层生。阳神蔽锢，而光明损矣。

《灵枢·决气》：气脱者，目不明。气统于外而根于中，人身下则肾气，上则肺气，中则胃气，外则卫气。气盛于外，故悉统于卫，而卫生于谷，故并根于中。卫气夜行于阴，昼行于阳，常随中气出入。其行于阳也。平旦寅初从足太阴之经而出于睛明，睛明在目之内眦。故目张而能视。卫出于目，则上下中外之阳随而俱升，阳盛则日月淑清而扬光矣。中气亡泄，诸阳俱败而不升，故目不明也。五脏生成论：肝受血而能视，以血藏温气，升则化火，魂舍于血而神生于魂也。二十难：脱阴者目盲，以阳根于阴，阴脱则阳根绝也。而究其根本，悉关中气。

后世庸工不解，或谓火盛，或谓阴虚，是以天之中央在燕之北与越之南也。至于火退昏翳，全由阳败，而再服清润，不亦谬乎。眼科如《原机启微》，一字不通。张子和、刘守真之论，更属荒诞。薛立斋妄载《医案》之中，赵养葵、吕用晦等谬加赞扬。继以《证治准绳》《眼科全书》《审视瑶函》《银海精微》《龙木禅师》诸书，真介葛卢、管公明所不解也。而九域传诵，业此名家，从此目病之人，皆变离朱而为瞽旷矣，何图天壤之间，又有孙真人《秘谈》一书，更出诸人之下。今《千金》具在，岂思邀仙灵，而为此厉鬼耶！庸愚醉梦，习之以胶人目，谓非酷欤！

眼病悉在经络，其赤肿疼痛，皆手太阴足少阳二气之逆冲也，法宜清胆肺而降冲逆。至于中虚下寒，则全宜温燥，白珠红肿，当行其瘀血，浮翳初生，先破其滞气，自应随手病除。乃不事此，妄以汗下亡阳，致使中气颓败，翳障坚老，何哉！

序意

玉楸先生，宰思损虑，气漠神融，清耳而听，明目而视。既遭庸医之祸，乃喟然太息，仰榱而叹曰：是余之罪也。夫昔杜子夏、殷仲堪辈，祸剧折肱，而未尝游思医事，后之病者，不能遁天之刑也。

古之至人，视听不用耳目，自兹吾作庚桑子矣。杜门谢客，馨心渺虑，思黄帝、岐伯、越人、仲景之道，三载而悟，乃知夫圣人之言冥冥，所以使人盲也。

轩岐既往，《灵》《素》犹传。世历三古，人更四圣，当途而后，赤水迷津，而一火薪传，何敢让焉。因溯四圣之心传，作《素灵微蕴》二十有六篇，原始要终，以究天人之际，成一家之言。藏诸空山，以待后之达人。岁在庚申九月二十八日草成。

悲夫！昔屈子、吕氏之伦。咸以穷愁著书，自见于后，垂诸竹素，不可殚述。使非意有郁结，曷能冥心于冲虚之表，鹜精于恍惚之庭，论书策以抒怀，垂文章以行远哉！

玉楸子著《素灵微蕴》既成，徇华之客，以为不急之务，虚絙岁月。乃述上圣之功，剖作者之意，作枇元以解嘲。其辞曰：

湐滩之岁，节届初冬，玉楸子独处乎寒青之馆，神宁于遥碧之亭。时则玄阴晦朔，素雪飘零，梧槭槭而叶堕，松谡谡而风清，闲庭寂寥，不闻人声。

有北里望人者，轩车南驾，驻辔相过。袪服裚繺，高冠伟峨，扬眉张颊，言涌如波。闻子穷年作解，一空冥搜，斲天地之奥，锲鬼神之幽，障千寻之浪，扫五里之雾，信乎？玉楸子曰：唯。客乃傲然而笑曰：吁嗟吾子，茫乎愚矣！乃者乾光耀采，文运璘斌，群才云骇，万汇烟屯，人附虬龙之翼，家荫鸾凤之林，蔚然如长风之凌劲翮，荡乎若大壑之纵游鳞。是以朝无佞禄，野无伪隐，滋兰蕙之不足，又曷事乎析薪？今吾子匿秀山巅，藏云水曲，栖心于恍惚之庭，梏神于冥漠之麓，意疲精殚，手胼口瘃，仰远鹜乎九霄，俯深钓于穷谷。纵彰微

112

理于遐年，畅名言于遗录，曾不得掇巍科，阈朝轴，凌高轩，纡佩玉，洵所谓刻棘端之沐猴，镂冰玉之画。人以为结珞之与玙璠，吾以为燕石之与鼠璞。况今医子蜂生，方书代作，人自以为俞跗，家自以为扁鹊，附讬贵游，凭依高爵，舒虹霓以蓄尘，攀骊龙而云薄，莫不意色石康石盖，声华灼烁。今吾子足不出于方州，行不越乎闾里，抱一篇以长吟，面百城以自喜，仰屋梁以咨嗟，抚空几而叹只。子不如还车息驾，折柱摧弦，萧凉书阁，寂寞云檐，松声两岸，花影一帘。于焉啸乐可以盘桓，何为涉彼漫漫之歧路，遣此骎骎之岁年！

玉楸子振臂而起，仰天而嘘：夫闻清商而谓角，非徽弦之过，听者之不聪也。见和璧而曰石，非琼瑶之贱，视者之不明也。世皆宝瓴商瓦而憎琬璞，重筘拍而弃钟吕，又何诧乎子之舌谰谰而口谞谞。

厥初生民，风淳气平，浑固敦庞，人鲜疾病。五子相荡，二气初竞，夭札疵疠，梏窳厥性。乃有黄帝，运起天钟，传经玉版，示药昆峰。道遵岐伯，业受雷公，向天老而问凤，驱黄神以驭龙，补造化之缺漏，济民物之伤残，功与天地相并，术与鬼神通玄，遐哉邈矣，不可得而述殚。

无何鼎湖一去，攀髯长号，云迷大谷，鬼哭秋郊，黎丘昼市，枭鹏夜咷。人误药术，家习圭刀，双目戢戢，众口呶呶。聆其议论，则风飞云逸，溯厥指归，则烟笼雾飘，无不齿有刃而舌有剑，胸有斧而手有刀。似此悠悠，何足谈悉，遥望前修，慨而叹矣。关情玉机，阻隽灵兰，如墨如漆，亦几千年。谁从此日，握要钩玄，相煦以燠，相濯以寒。至于仆者，丘园散诞，松菊徘徊，慕仲长统之乐志，企赵元叔之壮怀，晓云西去，夜月东来，挥落叶哀鸿之曲，倾梅花寒雪之杯，既息心以遗累，复违俗而舒襟，良无求于富贵，亦何羡乎卢文。乃偶撄末疾，见误庸医，夷然太息。键户深思，澄心凝虑，六年于兹。当其午夜篝灯，心源默辟，擢笔灵飞，抚几神蓦，焘然天开，碟然理易，于是凿先圣未雕之璞，探千秋永坠之奇，腾幽振微，破险开迷，闳言眇旨，磅礴陆离。不知兹固不足以扬天地之大化，继古圣之匡维，衷群言之淆乱，回苍生之颠沛也。

呜呼！玄风既邈，大道遂沦，世憎其璞，人恶其真，率信耳而疑目，咸誉古而疵今。季主揲卦，贾生有居鄙之诮，子云著书，刘子发覆瓿之言，故孟坚寄慨于《宾戏》之作，景纯迷意于《客傲》之篇。纵受嗤于一世，终留誉于万年，彼流俗之谣诼，亦何屑而论焉。

今子失辔于康庄之路，熏心于荣利之场，虽目动而言肆，实墨明而狐苍。乃欲持眇见以訾大道，是何异乘车鼠穴而欲穷章台之广狭，企足蚁封而欲测渤海之渺茫也，不亦妄欤！